Angela Frauenkron-Hoffmann

Frei von Allergien und Unverträglichkeiten durch Biologisches Dekodieren

AF723410

Frei von Allergien

und Unverträglichkeiten durch Biologisches Dekodieren

Angela Frauenkron-Hoffmann

SILBERSCHNUR VERLAG

HINWEIS

Die Angaben in diesem Buch sind nach bestem Wissen und Gewissen zusammengestellt. Sie sind weder ein Ersatz für Medikamente noch für irgendwelche ärztlichen oder therapeutischen Behandlungen. Hinsichtlich des Inhaltes dieses Werkes und der darin dargestellten Resultate geben der Verlag und die Autorin weder indirekte noch direkte Gewährleistungen. Demzufolge können und sollen die Inhalte dieses Buches keinen Arztbesuch ersetzen und stellen keine Anleitung zur Selbstdiagnose dar. Empfehlungen hinsichtlich Diagnoseverfahren, Therapieformen oder Ähnlichem werden nicht gegeben. Autorin und Verlag übernehmen somit keinerlei Haftung.

MIX
Papier aus verantwortungsvollen Quellen
FSC® C014138
www.fsc.org

Alle Rechte vorbehalten.
Außer zum Zwecke kurzer Zitate für Buchrezensionen darf kein Teil dieses Buches ohne schriftliche Genehmigung durch den Verlag nachproduziert, als Daten gespeichert oder in irgendeiner Form oder durch irgendein anderes Medium verwendet bzw. in einer anderen Form der Bindung oder mit einem anderen Titelblatt als dem der Erstveröffentlichung in Umlauf gebracht werden. Auch Wiederverkäufern darf es nicht zu anderen Bedingungen als diesen weitergegeben werden.

Copyright © 2020 Verlag »Die Silberschnur« GmbH

ISBN: 978-3-89845-639-5

1. Auflage 2020

Gestaltung & Satz: XPresentation, Güllesheim
Umschlaggestaltung: XPresentation, Güllesheim; unter Verwendung des Motivs von © Subbotina Anna; www.shutterstock.com
Druck: Finidr, s.r.o. Cesky Tesin

Verlag »Die Silberschnur« GmbH · Steinstraße 1 · D-56593 Güllesheim
www.silberschnur.de · E-Mail: info@silberschnur.de

Inhalt

Vorwort

Liebe Leserin, lieber Leser,

wahrscheinlich halten Sie dieses Buch in Händen, weil Sie von den im Titel genannten gesundheitlichen Problemen betroffen sind oder weil Sie therapeutisch tätig sind und Ihren Patienten effektiver helfen möchten. Wenn Sie unter einer Allergie leiden, werden Sie vielleicht sehr schnell begreifen, woher Ihre Allergie kommt. Damit ist der erste Schritt bereits getan! Der zweite Schritt besteht darin, die Allergie zum Verschwinden zu bringen - ganz einfach! Ja, Sie haben richtig gelesen: Es ist ganz einfach, eine Allergie loszuwerden, wenn es denn eine Allergie ist, denn sehr viele Symptome werden heute als "Allergie" oder "allergische Reaktion" bezeichnet, obwohl sie das nicht unbedingt sind. Auch auf Symptome dieser Art werde ich in diesem Buch eingehen, wie z. B. auf Neurodermitis, Zöliakie (extreme Glutenunverträglichkeit) oder Histaminintoleranz. Lassen Sie daher bitte zuerst durch einen Facharzt abklären, ob es sich bei Ihren Symptomen tatsächlich um eine Allergie/

Unverträglichkeit handelt, bevor Sie mit der Selbsthilfe durch Biologisches Dekodieren beginnen.

Möchten Sie Ihre Allergie also endlich loswerden? Oder haben Sie ein Kind, das unter einer Allergie oder einer Unverträglichkeit leidet? Mit den Erkenntnissen, die Ihnen dieses Buch liefert, können Sie sich selbst von Ihrer Allergie befreien und womöglich auch anderen in Ihrer Umgebung helfen.

Die hier vorgestellte Methode, das Biologische Dekodieren, setzt einen eigenverantwortlichen Umgang mit Veränderungen auf seelischer, geistiger und körperlicher Ebene voraus und versteht sich als Ergänzung zur bestmöglichen medizinischen Behandlung. Da die Nebenwirkungen und die Risiken gleich null sind, bedeutet diese neue Methode eine ganz wichtige Chance für Sie. Dieses Buch ersetzt aber natürlich trotzdem nicht den Gang zum Arzt, Heilpraktiker oder Psychotherapeuten, sondern versteht sich als begleitende Therapieform.

Einleitung

Laut der Deutschen Gesellschaft für Allergologie und klinische Immunologie (DGAKI) sind etwa 30 Prozent der deutschen Bevölkerung von Allergien betroffen und circa 50 Prozent haben eine erhöhte Allergiebereitschaft.

Auf der Seite der Gesellschaft findet man aber auch die Aussage: "Allergene - harmlose Umweltstoffe können krank machen." In diesem Satz ist schon alles enthalten: Allergene **können** krank machen. Das heißt, dass sie das nicht in jedem Fall tun. Die Frage ist also: Wie kann es sein, dass die Allergene bei bestimmten Menschen Symptome hervorrufen und bei anderen nicht? Interessanterweise löst ein bestimmtes Allergen auch nicht bei allen Betroffenen die gleichen körperlichen Reaktionen aus. Manche Menschen reagieren zum Beispiel auf Katzenhaare mit Luftnot, andere bekommen Ekzeme und bei wieder anderen führen Katzenhaare zu Schnupfen oder einer Bindehautentzündung.

Diese Fragen werden in diesem Buch beantwortet. Im Laufe der Lektüre werden Sie zunächst einmal verstehen, warum Sie auf "Ihr" Allergen auf genau Ihre eigene Art und Weise reagieren. Dieses Verständnis ist der notwendige erste Schritt, um anschließend Ihre Allergie "abstellen" zu können - denn ja, eine Allergie kann man tatsächlich einfach abstellen.

Daneben werden auch Krankheiten behandelt, die oft mit Allergien in einen Topf geworfen werden, aber nicht wirklich Allergien sind, wie zum Beispiel Neurodermitis oder Glutenunverträglichkeit.

Die angeführten Beispiele sind inhaltlich leicht abgeändert, so dass sich wahrscheinlich nur die betroffenen Familien selbst wiedererkennen werden, Außenstehende aber nicht.

Da ich mich an die meisten Namen der Familien/Patienten nicht mehr erinnere, war es mir unmöglich nachzufragen, ob ich ihre Geschichten erzählen darf. Ich gehe aber einfach mal davon aus, dass niemand etwas dagegen hat, da auf diese Weise vielen anderen Kindern und Erwachsenen geholfen werden kann, die unter den hier vorgestellten Krankheitsbildern leiden.

Was ist Biologisches Dekodieren?

Biologisches Dekodieren ist eine Therapiemethode, die auch im deutschsprachigen Raum seit einigen Jahren immer mehr Bekanntheit erlangt. Es handelt sich um eine Gesprächstherapie, in der man dem Patienten zunächst zu verstehen gibt, weshalb er krank ist, es ihn fühlen lässt und ihm dann auch Lösungswege aufzeigt.

Wir gehen erst einmal davon aus, dass man nicht zufällig eine Krankheit bekommt. Auch in vielen anderen therapeutischen Ansätzen werden zwar die psychischen Ursachen von Erkrankungen mehr und mehr berücksichtigt, doch die Synthese des Biologischen Dekodierens ist einzigartig. Ich wage zu behaupten, dass praktisch jedes körperliche Symptom auf stressbeladene Erlebnisse zurückzuführen ist. Ein Mensch bekommt nicht zufällig diese oder jene Krankheit und er leidet eben auch nicht zufällig unter genau dieser oder jener Allergie.

Dass eine Krankheit durch emotionalen Stress ausgelöst wird, liegt auf der Hand. Wir wissen heute, dass unsere Symptome immer mit dem zu tun haben, was in unserem Leben passiert oder passiert ist - und genauer noch mit der Art und Weise, in der wir diese Geschehnisse **gefühlsmäßig** erleben. Diese ganz eigene Art und Weise, unser Leben gefühlsmäßig zu erleben, wird aber bereits von den Erlebnissen und Erfahrungen unserer Eltern und Vorfahren geprägt, die wir übernehmen; darauf werde ich an späterer Stelle noch genauer eingehen.

Die allergischen Symptome sind vielfältig und wir werden sehen, dass sich hinter jedem der verschiedenen allergischen Symptome ein ganz bestimmter emotionaler Stress verbirgt.

Falsches Verständnis von Allergien

Sie haben aus den Eingangskapiteln sicher schon herauslesen können, dass Allergien absolut nicht so funktionieren, wie man es uns zu erklären versucht. Eindeutige Beispiele werden meine Behauptung untermauern, besonders das Beispiel der Rosenallergie (siehe S. 68). Aber zunächst schauen wir uns an, wie eine allergische Reaktion heute in der Regel verstanden wird.

Eine Allergie wird gemeinhin als eine Fehlsteuerung des Immunsystems definiert, die sich durch chronische Entzündungen bemerkbar macht, die an den Stellen des Körpers auftreten, an denen er mit dem allergieauslösenden Stoff in Berührung kommt.

Interessant ist in diesem Zusammenhang auch, dass man davon ausgeht, dass Allergien verstärkt werden durch die Lebensumstände in den modernen Industrieländern, dazu zählen Umweltbelastungen, eine übertriebene Hygiene oder das Mehr an Lebensmitteln, die aus allen Teilen der Welt auf unsere Tische kommen.

Der Ablauf bei einer allergischen Reaktion ähnelt dem bei einer Erkältung: Das Immunsystem identifiziert einen Stoff als Gefahr und setzt alles daran, ihn wieder aus dem Körper zu bekommen. Doch wo dieser Prozess bei einer Erkältung Sinn macht, ist das bei einer allergischen Reaktion nicht der Fall, da der Körper auf eigentlich harmlose Stoffe reagiert wie Nahrungsmittel, Tierhaare oder Blütenpollen.

Kann man deshalb sagen, dass sich der Körper bei einer allergischen Reaktion irrt? Nein, ich denke nicht. Warum sollte sich das Immunsystem irren? Unser Körper ist ein perfekt funktionierender Organismus, und jedes Symptom hat eine sinnvolle Daseinsberechtigung.

Da die allergischen Symptome auch andere Krankheiten begleiten können, wird oft ein Allergietest gemacht, um eben diese anderen Ursachen ausschließen zu können. Wenn es praktisch "nur" eine Allergie ist, weiß man, was zu tun ist.

Allgemein gibt es klassisch-medizinisch folgende Therapieansätze:

- Vermeidung des Allergens oder der Allergene.
- Antihistaminika, sie blockieren die Rezeptoren und verhindern dadurch die Wirkung des Histamins.
- Kortisonhaltige Medikamente, sie wirken entzündungshemmend und immunsuppressiv.

- Allergie-Impfung oder Desensibilisierung, wobei die jeweiligen Allergene direkt unter die Haut gespritzt oder auf die Zunge gebracht werden. Der Körper soll sich an das Allergen gewöhnen und nach einiger Zeit nicht mehr darauf reagieren.

Es ist uns natürlich allen klar, dass damit nur die Symptome gelindert werden können, aber keine Heilung von der Allergie erreicht wird (wobei die sehr unangenehme und langwierige Desensibilisierung bei einigen Allergenen erfolgversprechend ist).

Genau diese Heilung soll aber hier Ihr Ziel sein!

Dazu müssen Sie zunächst verstehen, was eine Allergie wirklich ist, was sie auslöst, wie sie funktioniert und wie man sie - völlig logisch - auch “abschalten” kann.

Alarmsystem Allergie

Es gibt im Grunde nichts, was einfacher zu heilen wäre als eine Allergie, da der Grund für die Allergie, d. h. der Stressmoment, auf den die Allergie zurückzuführen ist, vorbei ist und oft sogar so weit zurückliegt, dass man nicht mehr daran denkt. Das Allergen erinnert das Gehirn immer nur noch an diese Situation, in der man in Gegenwart des Allergens einen Stress erlebt hatte.

Die Allergie ist ein Alarmsystem, meist führt sie dazu, dass die allergisch reagierende Person das Allergen zu meiden versucht. Der eigentliche Sinn einer Allergie besteht also darin, den Betroffenen dazu zu bringen, sein Allergen möglichst zu meiden. Wenn man allergisch auf Erdbeeren reagiert, ist das noch relativ einfach, aber bei Pollen zum Beispiel gestaltet sich das schon deutlich schwieriger.

Unser Gehirn funktioniert wie ein Computer, es ist nicht wirklich intelligent. Das Gehirn steuert die Körperfunktionen und sorgt dafür, dass wir möglichst stressarm überleben, denn Stress ist für das Überleben nicht förderlich.

Wie wir wissen, speichert unser Gehirn in einer Stresssituation alle damit verbundenen Details: die Gefühle, die Wahrnehmungen und auch die jeweiligen Rahmenbedingungen.

Da das Allergen (Katze, Pollen, Milben, Erdbeeren ...) und die Stresssituation (bzw. das negative Gefühl in dieser Situation) zusammen im Gehirn abgespeichert worden sind (über das limbische System, unser emotionales Gedächtnis), "glaubt" das Gehirn/der Computer, dass diese Stresssituation wieder gegeben ist, wenn die Information, dass das Allergen wieder vorhanden ist, das Gehirn erreicht.

Diese Information kann über verschiedene Wege zum Gehirn gelangen. Über die fünf Sinne (Riechen, Hören, Sehen, Schmecken, Fühlen - hierzu gehört auch die Wahrnehmung der Schleimhäute) und natürlich auch über interozeptive Informationen (Informationen über den inneren Zustand, über die körperlichen Funktionssysteme) ist das Gehirn immer sehr genau und augenblicklich über die innere und äußere Situation informiert. Sofort kommt aber auch "Entwarnung", da der Stress sich doch nicht wiederholt - und die allergischen Symptome stellen sich ein, denn man kann nur allergisch reagieren, wenn die Stresssituation vorbei ist.

Wenn man also die ursprüngliche Stresssituation findet und bewusst die Verbindung zwischen dem Allergen und dieser Situation herstellt, wird einem klar, dass man dieses Alarmsystem nun nicht mehr braucht und es ohne Risiko abschalten kann. (Bei multiplen Allergien muss man auch die Histaminintoleranz in Betracht ziehen, siehe Kapitel über die Histaminintoleranz.)

Um eine Allergie zu ergründen und abzuschalten, stellen wir uns 3 Fragen:

Worauf reagiert die Person? Welches ist das Allergen?

Erdbeeren, Seife, Hausstaub, Katzen, Pollen ...

Das Allergen sollte möglichst genau bestimmt werden. Dabei ist es nicht so wichtig, was der Allergietest ergeben hat, sondern worauf die Person erfahrungsgemäß reagiert. Dies sagt uns, dass wir eine Begebenheit (Stresssituation) finden müssen, wo eben dieses Allergen zugegen war.

Wie reagiert der Körper auf das Allergen?

Welche sind die allergischen Symptome im Detail?

Die allergischen Symptome weisen darauf hin, welchen emotionalen Stress die Person irgendwann im Beisein des Allergens erlebt hat. Wir wissen noch nicht, was die Person erlebt hat, aber wir wissen, welcher Natur ihr Stress gewesen sein muss.

Bald werden Sie sich etwas in der Interpretation der verschiedenen allergischen Symptome auskennen und an der Art der physischen Reaktion ablesen können, welcher Natur der erlebte Stress gewesen sein muss, den Sie im Beisein "Ihres" Allergens erlebt haben, vielleicht bereits vor 5, 10 oder 20 Jahren. Manchmal sind es sogar die Eltern oder noch frühere Vorfahren, die diese Stresssituation erlebt haben.

Seit wann reagiert die Person allergisch?

Wann ist die Allergie zum ersten Mal aufgetreten?

Dies gibt uns den Zeitpunkt, zu dem wir sicher sein können, dass diese damalige Stresssituation (definitiv) vorbei war. Man kann, wie oben bereits gesagt, nur allergisch reagieren, wenn die Situation vorbei ist. Es wird erst notwendig, an etwas erinnert zu werden, wenn die Gefahr da ist, da es sonst in Vergessenheit geraten könnte.

Also noch mal: Bei der Konfrontation/Begegnung mit dem Allergen wird das Gehirn alarmiert, denn es sind Elemente vorhanden, die das Gehirn darauf schließen lassen, dass die Stresssituation von damals sich wiederholt. Andererseits stellt das Gehirn dann aber sehr schnell fest, dass dem nicht so ist, gibt also "Entwarnung" - mit den allergischen Symptomen. Die Allergie ist demnach der körperliche Versuch, den Betroffenen dazu zu bringen, die Situation zu meiden, in der der ursprüngliche Stress erlebt wurde. Das Gehirn identifiziert eine Situation durch das Vorhandensein derselben Parameter, des Allergens oder der Allergene, "irrtümlich" als eine Wiederholung der damaligen Stresssituation.

Die Allergie verschwindet, sobald man den Bezug mit der ursprünglichen Situation herstellt und ganz bewusst dieses unnötig gewordene Alarmsystem abschaltet.

Allergien unter der Lupe

In der Praxis habe ich beobachtet, dass Menschen auf das gleiche Allergen, zum Beispiel Katzen(haare), verschiedene Reaktionen zeigen können. Ich denke, dass hier die klassischen Erklärungsversuche von Allergien an ihre Grenzen stoßen. Die folgenden **Beispiele von Katzenallergien** geben Ihnen aber die logische und sehr nachvollziehbare Erklärung. Die vielen Beispiele sollen es Ihnen erleichtern, auch Ihre "Geschichte" zu erkennen. Sie geben Anstöße, lassen Ihr Gehirn, Ihren "Computer", in allen in der Vergangenheit gespeicherten Erlebnissen nach "Dateien" suchen.

Allergien auf Katzen

Evelyn, 35 Jahre alt

Allergen

Katze. Evelyn genügte es, eine Katze auch nur zu sehen, um auf sie zu reagieren, die Berührung mit Katzenhaaren war nicht notwendig.

Symptom

Eine eitrige Bindehautentzündung. Über mehrere Tage war Evelyn dann mit dieser Entzündung geplagt, die Augenlider klebten zusammen ...

Seit wann?

Ab dem Alter von 30 Jahren. Früher hatte Evelyn nie auf Katzen reagiert, sie mochte Katzen sogar sehr gerne, auch sie zu streicheln, war bis dahin nie ein Problem gewesen.

Um der Sache auf den Grund zu kommen, stelle ich Evelyn folgende Frage: "Welche Situation haben Sie irgendwann erlebt, in der eine Katze dabei war, in der es etwas gab, das eklig und schmutzig anzusehen war?" (Denn das ist der Stress, der sich hinter einer eitrigen Bindehautentzündung verbirgt.) "Und diese Situation muss definitiv vorbei gewesen sein, als Sie 30 Jahre alt waren."

Sofort findet Evelyn die Situation, die inzwischen etwa 7 bis 8 Jahre zurücklag: Evelyn war Familienhelferin, d. h. sie ging stundenweise oder tageweise in Familien, um dort den Haushalt zu versorgen, weil die Frau im Haus krank war (in den meisten Fällen). Über Jahre ist sie auch immer wieder zu einer Frau ins Haus gegangen, die mit multipler Sklerose im Rollstuhl saß. Diese Frau besaß eine Katze, an der sie sehr hing, doch eines Tages war diese Katze verletzt, vielleicht hatte sie einen Unfall oder war in eine Falle geraten, sie hatte einen geknickten Schwanz. "Ich frage mich, warum sie nicht den Tierarzt aufgesucht hat, die Katze war nicht nur ganz eklig anzuschauen - die Wunde nässte und eiterte, das ganze Fell der Katze klebte schon zusammen - ich musste diesen Dreck dann auch noch aufputzen."

Als Evelyn 30 Jahre alt war, hat sie sich eine andere Arbeitsstelle gesucht. Ab dem Zeitpunkt arbeitete sie als Pflegekraft im Altenpflegeheim und brauchte niemals mehr in dieses Haus, und die Katze war wahrscheinlich längst schon gestorben.

Evelyn wird nun klar, was ihre Katzenallergie bezweckte: Katzen aus dem Weg gehen und nie mehr welche anschauen müssen. Sofort war aber auch klar, dass sie diese Katze nie mehr sehen muss und dass die Katzen, die sie heute sieht, alle schöne Schwänze haben und nicht eklig sind ...

Evelyn bekam den Auftrag, anschließend gleich zu ihrem Nachbarn zu gehen und eine Katze auf den Arm zu nehmen - ohne Reaktion. Ein Paar Wochen später hat Evelyn mit großem Vergnügen eine Katzenausstellung besucht, in der es viele wunderschöne Katzen zu sehen gab.

Annika, 27 Jahre alt

Allergen

Katze, junges Kätzchen,
angeschafft vor wenigen Wochen

Symptom

Atemnot, Annika bekommt keine Luft mehr (Kehlkopfasthma), sobald das Kätzchen den Raum betritt. Der Arzt meinte, sie solle einfach das Kätzchen wieder zurückgeben, um ihre Ruhe zu haben.

Seit wann?

Annika sagt, dass sie erst jetzt bei Ankunft des Kätzchens gemerkt hat, dass sie diese Allergie hat. Sie hatte aber vorher einige Jahre praktisch überhaupt keinen Kontakt mit Katzen.

Frage an Annika: "Was haben Sie irgendwann erlebt, wo eine Katze dabei war? Es kann schon sehr lange zurückliegen. Sie müssen sich sehr erschrocken haben und der Tod war wahrscheinlich auch ein Thema?" (Das ist der emotionale Hintergrund dieser allergischen Symptome, der Atemnot beim Einatmen.)

Annika fiel diese Situation auch gleich wieder ein. Sie ist auf dem Bauernhof aufgewachsen, jeder hatte seine Lieblingskatze. Eines Tages - sie muss 13 oder 14 Jahre alt gewesen sein - ist ihre Lieblingskatze verschwunden und tauchte einige Tage lang nicht auf. Sie suchte die Katze. "Zuerst habe ich sie schreien gehört, da habe ich mich aber noch nicht so erschrocken. Als ich mich ihr dann genähert habe, war es ein furchtbarer Schreck, sie hing in einem gekippten Kellerfenster (tragischer Tod vieler Katzen!) eines noch unbewohnten Neubaus. Alles war voller Blut, sie muss schon lange dort eingeklemmt gewesen sein. Ich habe den Besitzer alarmiert und zu zweit haben wir sie aus ihrer misslichen Lage befreit, sie hat das aber nicht überlebt."

Annikas Allergie zielte also darauf ab, dass sie nie wieder eine Katze haben sollte, damit sie nicht noch einmal eine ähnliche Stresssituation erleiden musste. Sie verstand aber sofort, dass ihrem Kätzchen das nicht widerfahren muss, und nachdem die Verbindung mit der ursprünglichen Stresssituation gezogen war, konnte Annika gleich durchatmen. Ich war bei ihr zu Hause und besuchte sie mit ihrem Baby. Als das Kätzchen früher ins Zimmer kam, hatte sich Annikas Hals zugeschnürt. Aber nun war die Allergie von einem Moment zum anderen verschwunden.

Simone, 48 Jahre alt

Allergen

Katzen, Katzenhaare. Simone hatte selbst drei Katzen, reagierte aber nicht immer allergisch auf sie. Tagsüber konnte sie die Katzen ohne Probleme streicheln. Die Allergie wurde nur ausgelöst, wenn sie früh zu Bett ging und sich im Schlafzimmer tagsüber eine Katze aufgehalten hatte und dort vielleicht ein Haar zu finden war. Simone war Krankenschwester und ging nur dann früh zu Bett (gegen 21 Uhr), wenn sie am nächsten Tag Frühschicht hatte und um 5 Uhr aufstehen musste.

Symptom

Bronchialasthma (man schafft es nur schwer, die Luft auszuatmen), manchmal war die Krise so stark, dass ihr Mann sich mit ihr ins Krankenhaus in die Notaufnahme begeben musste. (Emotionales Problem: Angst und mich nicht wehren können; Angst, dass jemand mir etwas wegnimmt.)

Seit wann?

Seit sie die dritte Katze angeschafft hat,
vor etwa vier Jahren.

Simone erzählte ihre Geschichte in einem Seminar in Frankreich (ich wiederhole sie sinngemäß):

"Als Kind wollte ich immer ein Kätzchen haben, mein Vater ließ das aber nicht zu. Dann gab es einmal kleine Kätzchen in der Scheune unserer Nachbarn. Abends konnte ich ebenerdig aus meinem Schlafzimmerfenster steigen und holte mir ein Kätzchen ins Bett zum Spielen. Ich hatte immer sehr große Angst, dass mein Vater das mitbekommen könnte. Als die Kätzchen dann zu groß wurden, habe ich mich nicht mehr getraut, mein Vater hätte sie hören können."

Später heiratete Simone und schaffte sich gleich zwei Katzen an. Dann kam es zur Scheidung und Simone lernte einen neuen Mann kennen, der dann auch bei ihr einzog. Sie wollte kurz danach eine dritte Katze aufnehmen, aber ihr neuer Mann liebte die Katzen nicht und es kam zum Streit deswegen, er meinte, eine dritte Katze sei nun wirklich zu viel. Dann hat Simone sich behauptet: "Ich möchte eine dritte Katze und die dritte Katze wird kommen, wenn dir das nicht passt, dann kannst du ja gehen!" Die dritte Katze wurde angeschafft und Simones Allergie begann, da sie nun diejenige war, die bestimmte, wie viele Katzen sie hatte. Kein Mann (Erinnerung an den Vater) konnte ihr also mehr verbieten, eine (weitere) Katze zu haben.

Ihre allergischen Symptome kamen nur dann, wenn sie früh zu Bett ging, wenn also die Bedingungen erfüllt waren, unter denen sie als Kind die Angst vor dem Vater hatte. Die Katzen lösten nur eine Allergie aus, wenn die Uhrzeit passte. Als ihr das klar wurde, konnte sie auch die Allergie abstellen.

Lydia, 12 Jahre alt

Allergen

Katzen

Symptom

Atemnot, Angst zu ersticken

Seit wann?

Von ganz klein an. Die Mutter hatte immer Katzen.

Lydias Allergie kam daher, dass die Mutter Katzen sehr liebte und, als sie schwanger war mit Lydia, legte sich die

Katze abends auf dem Sofa immer auf den Bauch der Mutter, wo sie am liebsten den Abend verbrachte. Lydias Mutter mochte das auch sehr, aber sie dachte, dass die Katze vielleicht das Kind im Bauch erdrücken könnte. Sie wollte die Katze aber auch nicht "vor den Kopf stoßen", indem sie ihr nicht mehr erlaubte, auf ihrem Bauch zu liegen. Die Katze hätte ja nicht verstanden, warum sie da jetzt nicht mehr liegen darf!

Für Lydia hatte das doch auch einen kleinen bitteren Beigeschmack (das konnten wir aber im Gespräch klären). Lydia hatte damals einfach gespeichert, dass Katzen ihr gefährlich werden könnten, sie könnte erdrückt werden bzw. ersticken.

Frau A.

Frau A. litt unter allergischem Bronchialasthma, sie reagierte auf Katzen, ab dem Alter von 5 Jahren.

Hierbei muss es theoretisch um eine große Angst- oder Streitsituation gehen, in der man wahrscheinlich unfähig war, laut genug zu schreien. Die Bronchialmuskulatur sorgt dafür, dass im Notfall ganz viel Luft ausgeatmet wird, so dass man ganz laut schreien kann.

Bei der Frage, was ihr in Bezug auf Katzen passiert ist, erzählte sie, dass sie als Kind eine Katze hatte, die sich in der Garage zum Schlafen immer hinter einen Reifen vom Auto legte. Der Vater nahm sie jeden Morgen hinter dem

Rad heraus und fuhr dann zur Arbeit. Einmal war er in Eile, vergaß die Katze und überfuhr sie. Sie bekamen dann eine zweite Katze, auch diese legte sich zum Schlafen hinter den Reifen und wurde vom Vater auf diese Weise überfahren. Danach begann das Asthma. Daraufhin bekamen sie einen Hund. Sie ging als Mädchen mit dem Hund spazieren, dieser riss sich los und lief unter einen Traktor. Sie sah, wie der Hund um das Hinterrad des Traktors flog und trotzdem ohne Verletzungen überlebte.

Nach der ersten Sitzung, in der sie sich die Situation mit den Katzen anschaute, veränderte sich in Bezug auf die Allergie nichts. In der zweiten Sitzung sagte ich ihr, dass es doch erstaunlich sei, dass zwei Katzen sich hinters Rad legen und überfahren werden und der Hund auch fast auf diese Weise gestorben wäre, das könne doch kein Zufall sein! Sollte das nicht ein Hinweis auf etwas sein, das vielleicht in der Familie passiert ist? Wurde nicht jemand überfahren? Vielleicht gibt es da eine Verbindung mit ihrem Vater, der ja die Katzen überfahren hat? Die Frau erinnerte sich daran, dass ein Vetter des Vaters als 4-Jähriger verstorben war, sie wusste aber nicht, wie. Als sie bei ihrem Vater nachfragte, erzählte dieser, dass er bei seinem Vetter auf den Bauernhof zum Spielen war. Der Vetter, 4 Jahre alt, legte sich zum Schlafen hinters Rad vom Traktor. Der Vater von Frau A., der damals auch etwa 4 Jahre alt war, saß auf der Haustreppe, als der Onkel auf den Traktor stieg, nach hinten losfuhr und so seinen Sohn überfuhr. Der damals vierjährige Vater hatte noch versucht zu schreien, um den Onkel daran zu hindern, aber dieser hatte ihn nicht gehört. Der Vater macht sich bis heute Vorwürfe, dies nicht verhindert zu haben.

Als Frau A. danach zu mir in die Praxis kam, hatte meine Katze sich in den Raum geschlichen - normalerweise darf sie da auf keinen Fall rein - und hatte sich auf den Stuhl der Klientin gelegt. Als Frau A. die Katze sah, erschrak sie. Ich habe ihr dann gesagt, dass die Katze gekommen sei, um ihr zu zeigen, dass ihr Asthma jetzt vorbei sei. Sie konnte dann die Geschichte beim Vater lassen und bekam auch kein Asthma mehr.

Heuschnupfen und allergisches Asthma

Verschiedene **Beispiele von Heuschnupfen**, der auch sehr unterschiedliche Symptome haben kann:

Armin, 30 Jahre alt

Allergene

Blütenstaub von Kastanienbäumen und frisch gemähtes Gras

Symptom

Armin bekam eine rote, brennende Bindehautentzündung. (Emotionaler Hintergrund: Meist besteht der Stress darin, jemanden aus den Augen verloren zu haben, in selteneren Fällen kann es auch sein, dass man etwas oder jemanden sehen musste, es aber nicht wollte.) Armin konnte praktisch den ganzen Sommer über nicht vor die Tür, irgendjemand mähte immer gerade seinen Rasen oder das Feld; Armin lebt auf dem Land, hat auch selbst einen Garten, kann aber den Rasen nicht selbst mähen.

Seit wann?

Armin konnte sich nicht genau erinnern, aber als Kind muss es gewesen sein, irgendwann in der Grundschule hatte das angefangen.

In der ersten Sitzung fanden wir heraus, dass Armin im zweiten Grundschuljahr (7 Jahre alt) eine Stresssituation auf dem Schulhof erlebt hat. Es war irgendwann nach den Osterferien, als ihm sein bester Freund in der Pause auf dem Schulhof sagte, dass er mit seiner Familie in einen anderen Ort umziehe. Auf dem Schulhof blühten die Kastanien. Armin konnte sich erinnern, dass er damals gedacht hat, dass er seinen besten Freund dann nicht mehr wiedersehen wird.

Dann dachte ich, dass vielleicht auch gerade der Rasen neben dem Schulhof gemäht worden war, dass Armin auch das frisch gemähte Gras zusammen mit diesem Ereignis abgespeichert hatte. Dem war aber nicht so. Armin reagierte nun nicht mehr auf die Kastanien, jedoch immer noch auf frisch gemähtes Gras.

Armin kam wieder, und wir fanden eine zweite und weitaus heftigere Stresssituation:

An einem wunderschönen Sonntag im Juni - Armin war 4,5 Jahre alt - war die ganze Familie an den Badesee gefahren. Die Eltern hatten eine Decke dabei und ließen sich auf der frisch gemähten Liegewiese nieder. Die Kinder zogen Badehose und Badeanzug an und liefen gleich ins Wasser. Nach kurzer Zeit kam über Lautsprecher die Ansage, dass der Fahrer des Wagens mit dem Kennzeichen XYZ seinen Wagen wegsetzen müsse. Das war der Wagen von Armins Vater. Dieser stand auf und ging schon zum Wagen, da fiel Armins Mutter ein, dass sie besser noch schnell ein Paar Sachen aus dem Wagen holen wollte, bevor der Wagen ein gutes Stück weiter weg geparkt werden musste. Beide verließen also die Decke auf der Liegewiese – und Armin kommt aus dem Wasser zur Decke zurück und seine Eltern sind verschwunden!

Da ich die Mutter gut kenne, habe ich bei ihr nachgefragt und sie konnte sich noch genau an diese Situation erinnern. Als sie zurück zur Decke kam, stand er dort, in Panik, laut schreiend. Sie hatte Gewissensbisse.

Armin ist natürlich schnell klar, dass er seine Allergie jetzt nicht mehr als Alarmsystem braucht, damit er auf keinen Fall seine Mutter noch mal aus den Augen verliert ...

Er hat nun auch ein Auto und seinen Freund sieht er, wann er will.

Allergie ade!

Dann habe ich ihm gesagt, er solle gleich mal seinen Rasen mähen. Es ist immer gut, sich sofort mit dem Allergen zu konfrontieren, damit gleich die Bestätigung kommt und nicht noch eventuelle Zweifel aufkommen können. So fuhr Armin nach Hause und hat zum ersten Mal seinen Rasen gemäht – ohne allergische Reaktion. Das sieht seine Nachbarin und kommt herausgestürmt und fragt, was denn nun los sei. Er klärt sie auf und sie läuft gleich ins Haus zurück, um einen Termin bei mir zu vereinbaren wegen ihrer Hausstaub- und Milbenallergie.

Alfons, 32 Jahre alt

Allergene

Lindenblüten und blühende Gräser im Frühling

Symptome

Schnupfen und Augenjucken. (Emotionaler Hintergrund für den Schnupfen: ärgerliche Situation, Luft, die unangenehm ist zu atmen. Die Augen hier: Man schaut mich nicht an, keiner interessiert sich für mich, man will mehr gesehen werden.)

Seit wann?

Seit etwa 10 Jahren, nicht genau auszumachen.

Diese Allergie ist auf einen Motorradunfall zurückzuführen, den Alfons mit seinem Freund im Frühjahr erlebt hat. An dem Tag hatten die beiden ein Zeltfest besucht, Alfons war 17 Jahre alt. Der Freund fuhr und Alfons war Beifahrer, saß hinten auf dem Motorrad, das gegen einen Baum am Straßenrand prallte. Es war eine Linde. Alfons wurde in hohem Bogen ins Feld geschleudert, wo die Gräser blühten.

"Alles drehte sich nur um den Freund, der tot war. Um mich hat sich keiner gekümmert, dabei war es sehr schlimm für mich, meinen Freund auf diese Art verloren zu haben und ihn auch nicht mehr sehen zu können."

Nach der Klärung war die Allergie weg. Doch dann traf ich Alfons zufällig im Februar des darauf folgenden Jahres und er meinte, dass sie in diesem Jahr vielleicht wiederkommen könnte. Ich sagte nur: "Du entscheidest, ob du die Allergie noch brauchst oder sie aus irgendeinem anderen Grund wiederhaben möchtest." Manchmal kann es vorkommen, dass man sich die Allergie "wieder zurückholt", zum Beispiel wenn nach wie vor das Bedürfnis besteht zu zeigen, wie schlimm dieses Erlebnis gewesen ist, wenn man immer noch nicht genügend Mitgefühl bekommen hat. Sie werden auch im Kapitel über die Zöliakie eine solche Geschichte lesen ...

Kurt, 23 Jahre alt

Allergen

trockenes Heu und Heustaub

Symptome

Luftnot beim Einatmen (emotionaler Hintergrund: großer Schreck, vielleicht ist der Tod ein Thema) und Nasennebenhöhlenvereiterung (hier stinkt etwas – im tatsächlichen oder im übertragenen Sinne), sehr unangenehm!

Seit wann?

Die Mutter, die bei der Sitzung dabei war, meinte, dass seine Allergie in dem Sommer begonnen habe, in dem er fünf Jahre alt geworden war.

Wir suchten also nach einer Situation, in der Kurt als kleines Kind im Heu oder in der Nähe von Heu einen Riesenschreck gekriegt hat und es wahrscheinlich auch sehr gestunken hat. Da der Mutter nichts einfiel, habe ich kinesiologisch getestet, um erst einmal zu wissen, wie alt Kurt gewesen ist, als er diese Stresssituation erlebt hat. (Der kinesiologische Test ist ein gutes Mittel, um an Informationen zu kommen, die vom Körper zwar abgespeichert wurden, aber der bewussten Erinnerung nicht mehr zugänglich sind.) Der Test sagte uns, dass das Erlebnis stattgefunden hat, als Kurt 2 Jahre und 4 Monate alt war. Das Einzige, woran Kurt sich dann erinnerte, war der Heuhaufen, den es in dem alten Viehstall auf dem Bauernhof seiner Großeltern gegeben hatte. In dem Stall wurde kein Vieh mehr gehalten, es gab aber noch diesen Heuhaufen, in dem er und sein jüngerer Bruder sehr viel gespielt haben.

Da kam mir die Idee: Wenn das Kind in dem Alter ist, versucht man, es tagsüber sauber zu kriegen und zieht ihm vielleicht keine Windel mehr an. Und wenn dann beim Spiel im Heuhaufen doch was in die Hose gegangen ist, vielleicht die Beine hinuntergelaufen ist, zieht das Kind die Hose runter und erschrickt – und wie das stinkt! Daraufhin sagte die Mutter, dass Kurt erst relativ spät sauber war, er war damals schon 4 Jahre und 8 Monate alt gewesen. Und in dem Jahr hat die Allergie begonnen, nachdem er nun nie mehr etwas Stinkendes in seiner Hose (Windel) hatte.

Es muss wohl so ähnlich gewesen sein, die Allergie ist verschwunden.

Junge Frau

Ein Beispiel von einer befreundeten Therapeutin. Danke, Monika!

Jedes Jahr während der Heuernte, wenn die Bauern emsig mit ihren Traktoren das Heu mähten, konnte sie das Haus nicht mehr verlassen. Ihr Körper reagierte sofort und ließ nicht zu, dass sie auch nur in die Nähe eines Feldes kam, auf dem im Heu gearbeitet wurde. Als sie es leid war, sich gerade in dieser schönen Jahreszeit nicht mehr draußen aufhalten zu können, ging sie der Sache auf den Grund.

Als sie damit konfrontiert wird, dass es eine Situation geben muss, in der sie einer ungeheuren Stresssituation ausgesetzt war, die in irgendeiner Weise mit Heu in Verbindung steht, fällt ihr ein Kindheitserlebnis ein, bei dem sie ungeheure Angst ausgestanden hat.

Als Kind einer Bauernfamilie musste sie, wie alle anderen Kinder auch, schon früh mithelfen. Sie wurde auf den Traktor gesetzt und brauchte nur an den Reihen vorbeizulenken, damit die anderen das Heu auf den Wagen werfen konnten. Das war ja auch kein Problem. Aber niemand hatte ihr erklärt, wie ein Traktor funktioniert, und als es bergab ging und sie nicht wusste, wie man bremst, und nicht wusste, was man in dem Fall tut, geriet sie in einen ungeheuren Stress.

Als sie dann verstand, dass ihr Körper diese Allergie nur produzierte, damit sie nie wieder einer solchen Stresssituation ausgesetzt würde, war sie sehr erleichtert. Denn sie verstand auch, dass sie ja jetzt mit 36 Jahren nicht mehr in eine solche Situation geraten würde. Denn einerseits hatte sie das Traktorfahren gelernt und andererseits musste sie nicht mehr im Heu arbeiten. Also war es überhaupt nicht mehr nötig, dass ihr Körper sie durch die Heuallergie von jeglichem Heu fernhielt. Die Allergie war nun entschlüsselt und überflüssig.

In der nächsten Heusaison konnte sie den ganzen Nachmittag bei einer Freundin auf der Terrasse sitzen, obwohl auf dem Feld nebenan im Heu gearbeitet wurde. Sie hat den Tag genossen und die Allergie war weg.

Emil, 9 Jahre alt

Allergen

“wenn er im Garten ist”, Gras? Blüten?

Symptom

Kehlkopfasthma

Seit wann?

Etwa seit er 4 Jahre alt war, nicht genau zu datieren

Emil hat als Kleinkind eine Stresssituation im Garten erlebt: Er krabbelte auf dem Rasen und hat sich furchtbar erschrocken, als der Hund auf ihn zusprang. Der Hund wollte spielen, doch Emil muss große Angst vor diesem (für ihn) riesengroßen Tier gehabt haben.

Als Emil älter wurde, hatte er natürlich keine Angst mehr vor dem Familienhund, ja er spielte mit ihm, tollte mit ihm zusammen im Garten herum – und reagierte jedes Mal mit allergischem Asthma. Sofort war ihm auch klar, dass seine Allergie nun keinen Sinn mehr machte.

Thierry, 19 Jahre alt

Allergen
Pollen und "sonnige Tage"

Symptom
Kehlkopfasthma

Seit wann?
Etwa seit dem Alter von 9 Jahren (geschätzt)

Thierry hatte mit 8 oder 9 Jahren ein Erlebnis: Das Pony, das seine Eltern angeschafft hatten - es war ein sehr schönes Pony -, hat ihn draußen beim Pferdestall gebissen, und zwar in den Hals, ganz knapp neben der Halsschlagader! Das tat natürlich sehr weh und blutete, seine Mutter hat sich zusätzlich furchtbar erschrocken, das Kind hätte verbluten können, wenn der Biss die Schlagader verletzt hätte. Das Pferd wurde natürlich sofort wieder verkauft. Und Sie haben es erraten - es war ein sonniger Tag.

Hausstaub- und Milbenallergie

HOLGER, 17 JAHRE ALT

Allergene

Hausstaub, Milben, Nebel

Symptom

Kehlkopfasthma, Luftnot beim Einatmen (wie gehabt: Schrecksituation und der Tod ist vielleicht auch ein Thema).

Seit wann?

Die Mutter meinte, dass diese Allergie schon vor dem Alter von einem Jahr begonnen hatte.

Holger war noch ganz klein, sechs Wochen alt, als die Mutter die Stresssituation erlebt hat. Babys und Kleinkinder bekommen gern die Symptome anstelle ihrer Eltern, da sie die Eltern emotional spiegeln, sie teilen die Gefühle ihrer Eltern automatisch.

Was war geschehen?

Holger war also 6 Wochen alt, als eines Tages das Telefon um 6 Uhr morgens klingelte. Holgers Mutter lag noch im Bett und erschrak. Das Telefon klingelte sonst nie so früh!

Da musste etwas passiert sein! Sie lief zum Telefon, es war ihre Schwester, die ihr mitteilte, dass sie die Mutter tot im Bett gefunden hatte. Das war völlig unerwartet, abends zuvor hatte sie die Mutter noch besucht und als sie gegen 22 Uhr nach Hause fuhr, war die Mutter wohlauf gewesen. Allergien auf Hausstaub und Milben haben meist mit einer Situation zu tun, die im Schlafzimmer erlebt wurde, denn dort sind die meisten Milben (im Bettzeug) und der meiste Staub. Hier hatte die Mutter sich beim Klingeln des Telefons erschrocken.

Nach dem Telefonat hatte sich die Mutter angezogen und war zur Schwester gefahren, es war ganz fürchterlicher Nebel an dem Morgen, da konnte die Mutter sich daran erinnern, man sah die Hand vor Augen fast nicht.

Holger verstand, was er da von seiner Mutter "übernommen" hatte, gleichzeitig war klar, dass diese Allergie nun vollkommen unsinnig war. Und so hat er sie abgeschaltet.

LORENZ, 28 JAHRE

Danke für diese Geschichte, Mathy!

Allergen

Teppich, Staubmilben

Symptom

Bronchialasthma

Seit wann?

Etwa seit dem Alter von 7 Jahren (geschätzt)

Lorenz hat als Kind, etwa 7 Jahre alt, eine große Stresssituation erlebt: Die ganze Familie ist im Auto unterwegs zu einem Besuch bei weit entfernt lebender Verwandtschaft, da kommt es irgendwie (Lorenz konnte sich nicht mehr ganz genau an den Grund und an die Details erinnern) zu seiner Angstsituation. Sein Vater hatte den Wagen angehalten und es kam zu einem Riesenstreit mit einem anderen Mann, der sehr erbost war und mit dem Fuß den Rückspiegel abtrat. Lorenz konnte sich nur noch erinnern, dass er hinten im Auto höllische Angst gehabt hatte (Thema der Bronchialmuskulatur).

Die Familie fuhr zu diesen Verwandten und Lorenz hat nur noch eine Erinnerung an diesen Besuch, nämlich dass er bei den Verwandten auf einem Teppich schlafen musste, da nicht genug Betten für alle vorhanden waren.

Sein Gehirn hat also die beiden Dinge zusammengebracht, zusammen abgespeichert in ein und derselben Erinnerung: diese große Angst und der Teppich!

Lorenz meinte sofort nach dem Abstellen seiner Allergie: "Das Erste, was ich jetzt mache: Ich kaufe mir einen schönen Teppich!"

Allergie auf Pferde

HELENA, 9 JAHRE ALT

Allergen

Pferdehaare, Pferdekontakt

Symptom

Luftnot beim Einatmen (großer Schreck und vielleicht ist der Tod ein Thema)

Seit wann?

Die Allergie begann vor einem halben Jahr, als Helena das Pferd "von ihrer Schwester" bürstete. Das Pferd gehörte nicht der Schwester, aber sie ritt dieses Pferd immer und Helena wollte es auch einmal bürsten. Als sie dies tat, bekam sie keine Luft mehr. Das hielt sie aber nicht davon ab, reiten zu wollen. Sie bekam eine Atemmaske zum Reiten und bürsten sollte sie das Pferd einfach nicht mehr.

Auf die Frage hin, was Helena denn vorher so mit Pferden erlebt hatte, gab es nichts zu berichten. Es war der allererste Kontakt mit dem Pferd, der sofort die Allergie ausgelöst hatte. Das war eher seltsam, irgendwie musste doch vorher schon eine Stresssituation stattgefunden haben.

Nach längerem vergeblichen Suchen habe ich Helena gefragt: "Oder gibt es sonst irgendeine Situation, in der du dich sehr erschrocken hast und in der der Tod ein Thema war, auch wenn es damals nichts mit Pferden zu tun hatte?" Da fiel Helena ein, dass sie einmal ein weißes Kätzchen gehabt hatte. Dieses Kätzchen mochte sie sehr und es schlief in einem Körbchen in ihrem Schlafzimmer. Jeden Morgen ging sie nach dem Aufstehen sofort zum Körbchen, um das Kätzchen zu streicheln, und an besagtem Tag war das Kätzchen steif und kalt, als sie es berührte. Da hat sie sich sehr erschrocken!

Das Pferd, das Helenas Schwester ritt, war ein Schimmel! Es erinnerte sie an das Streicheln des toten weißen Kätzchens. Die Eltern gingen mit ihr zum Arzt, der dann eine Pferdeallergie diagnostizierte, somit reagierte nun Helena auch allergisch auf das Bürsten "ihres" braunen Ponys.

Doch seit der Auflösung hat Helena keine Pferdeallergie mehr.

Sonnenallergie

EVA, 23 JAHRE ALT

Allergen
Sonne

Symptom
Ausschlag und Juckreiz, wie Verbrennungen

Seit wann?
Das erste Mal im Herbsturlaub in Ägypten
Eva ruft mich aus dem Urlaub an, ruft um Hilfe wegen dieser plötzlich aufgetretenen Sonnenallergie.

Eva hatte im Frühjahr einen "Sonnenstich" gehabt. Zu lange war sie ununterbrochen in der Sonne gewesen, hatte das aber erst gemerkt, als Kopfschmerzen und Übelkeit sie dazu zwangen, sich in den kühlen Schatten zu begeben. Nun war prompt die Sonnenallergie gekommen, damit sie auf keinen Fall noch mal so etwas riskiert.

Nachdem sie schnell die Verbindung verstanden hatte, beruhigte sich ihre Haut und sie konnte die Sonne wieder genießen.

HELGA, 40 JAHRE ALT
Danke, Monika, für dieses Beispiel.

Allergen
Sonne

Symptom
Sobald die ersten Sonnenstrahlen im Frühjahr zum Vorschein kamen, musste sich Helga stets geschützt im Schatten aufhalten. Selbst die Cremes mit dem höchsten Sonnenschutz erlaubten es ihr nicht, ein Sonnenbad zu nehmen, ohne eine Allergie zu bekommen. Das war ihr sehr unangenehm, denn sie liebte die Sonne und den Urlaub im Süden, ganz besonders im Heimatland ihres Vaters (Spanien).

Seit wann?
"Seit ich geboren wurde."

Sie fand heraus, dass die Sonnenallergie auf einem großen emotionalen Stress ihres Vaters beruhte: Als ihrer Mutter bewusst wurde, dass sie schwanger war, war gerade Frühjahr. Die ersten Sonnenstrahlen verursachten beim Vater Heimweh, und die Tatsache, dass ein Kind unterwegs war, hinderte die Eltern daran, den geplanten Urlaub zu den Angehörigen des Vaters zu machen. Die Reise musste sogar für etliche Jahre verschoben werden. Helga spürte und wusste, wie schwer das ihrem Vater fiel und wie sehr er litt.

Da sie ihm unbedingt helfen wollte - so verstand sie es -, erschien es ihrem Körper als perfekte Lösung, mit einer

Sonnenallergie zu reagieren, denn mit einer Sonnenallergie kann man nicht in die Sonne gehen und somit auch kein Heimweh bekommen.

Als sie erkannte, dass sie einerseits ihrem Vater gar nicht helfen konnte und er ja jetzt sowieso diesem Stress nicht mehr ausgesetzt war, weil er jedes Jahr nach Hause reiste, war für sie klar, dass sie ab sofort keine Sonnenallergie mehr brauchte. Im folgenden Sommer konnte sie sogar ohne Sonnenschutz in die Sonne. Ihre Haut reagierte nicht mehr und sie konnte die Sonne genießen.

Hier sehen wir noch einmal, dass nicht nur unsere früheren Erlebnisse eine Rolle spielen, sondern auch die Umstände und Ereignisse rund um unsere Zeugung, die Schwangerschaft und Geburt.

Nahrungsmittelallergien

EDUARD, 47 JAHRE ALT

Allergen
Erdbeeren, wenn er Erdbeeren gegessen hat

Symptom
Ekzem im Gesicht, aber auch an Armen und Beinen

Seit wann?
Seit einigen Jahren, wahrscheinlich seit er mit seiner zweiten Frau zusammenlebt

Frage: "Was haben Sie denn irgendwann erlebt, wo Erdbeeren dabei waren? Vielleicht haben Sie Erdbeeren gegessen? Womöglich in Zusammenhang mit einem Kontaktabbruch oder einer Trennung ...?"

Eduard erzählte, dass er vor vielen Jahren mit seiner ersten Frau in Italien im Urlaub war und dass sie auf der Heimreise in einem Restaurant gegessen hatten. Beim Nachtisch (es gab Erdbeeren) hatte ihm seine Frau eröffnet, dass sie ihn verlasse, sie habe noch den Urlaub abwarten wollen, es habe aber nun definitiv keinen Sinn mehr, die Beziehung weiterzuführen.

Es kam zur Scheidung und nach einiger Zeit lernte er seine zweite Frau kennen und lieben, und als die beiden zusammenwohnen beginnt die Allergie, sein Alarmsystem. Nach dem Motto: auf keinen Fall wieder Erdbeeren essen, denn damit ist die Trennung von der Frau verbunden. Das will er definitiv nicht noch einmal erleben, und da "hilft" ihm praktisch seine Allergie. In Wirklichkeit haben natürlich die Erdbeeren nichts damit zu tun, sie waren nur zufällig dabei, als es um Trennung ging.

Ein Ekzem zeugt generell von einem Trennungs- oder Kontaktproblem. Mit der Haut fühlen wir den Kontakt, den wir haben - oder nicht haben. Diese Information wird von den Nervenenden in der Haut über die Nerven zum Gehirn weitergeleitet. Also ist der emotionale Hintergrund: Stress wegen eines Kontakts, den man nicht mehr spürt (Trennung) oder Stress wegen eines Kontakts, den man spüren muss, ertragen muss, aber nicht spüren möchte.

Elisa, 18 Jahre alt

Allergen

Seife und Hautpflegemittel aller Art. "Manchmal denke ich, dass ich sogar allergisch auf das Wasser reagiere."

Symptom

Ekzem, dort wo der Kontakt mit dem Allergen passiert. Besonders schlimm ist es zwischen den Fingern und an den Händen generell. Elisa wollte Tierärztin werden, da ist es natürlich nicht sehr praktisch, wenn man sich kaum die Hände waschen kann.

Seit wann?

Die Mutter hatte ihr gesagt, dass sie schon vom Babyalter an immer allergisch auf Seife und Pflegecremes reagiert habe.

Elisa kommt allein in die Praxis. Und die Frage ist: "Was hast du denn irgendwann mal an Kontaktproblemen erlebt, wo Seife und Hautpflegeprodukte dabei gewesen sind?" Die Mutter hatte ihr die Geschichte um ihre Geburt erzählt: Im 9. Schwangerschaftsmonat litt die Mutter unter einer heftigen Gürtelrose. Man beschloss, das Kind etwas früher zur Welt zu bringen, damit man die Mutter endlich mit den in so einem Fall notwendigen Medikamenten versorgen konnte. Während einer Woche nach der Geburt war die Mutter unfähig, sich um ihr Kind zu kümmern, es ging ihr einfach noch zu schlecht. Es war das Pflegepersonal, das sich um Elisa gekümmert hat, sie wurde frisch gemacht und gebadet (dabei wird mit Seife und Pflegemitteln gearbeitet). Das Baby spürt aber genau, dass es nicht seine Mutter ist, die sich kümmert. Um zu überleben, ist es für das Kind unerlässlich, nach der Geburt den Kontakt zur Mutter nicht zu verlieren. Unser Gehirn funktioniert noch so, als ob wir in der Natur lebten, und wenn in der Natur ein Kind den Kontakt zur Mutter verliert, kann das praktisch nur bedeuten, dass die Mutter tot ist, ansonsten würde eine Mutter ihr Kind nicht im Stich lassen. Das ist ein riesengroßer

Stress für das Baby, denn es ist dann automatisch gleichfalls dem Tod geweiht.

Nach einer Woche ist Elisas Mutter wieder fit und kümmert sich um ihr Baby. Für Elisa ist dann der Stress vorbei – und wenn der Stress vorbei ist, wird sie durch die Seife und sonstigen Pflegemittel ständig an diesen Riesenstress erinnert.

Ihr wurde klar, dass sie kein Alarmsystem mehr braucht und dass sie nun auch Seife benutzen kann, ohne fürchten zu müssen, dass sie von ihrer Mutter getrennt ist und folglich stirbt ...

Sie war einer meiner ersten Allergiepatienten und hat mir in der Folgezeit weitere Allergiker zum Dekodieren geschickt.

Mädchen mit Milchallergie, nennen wir sie IRIS.
Noch ein Beispiel von einer befreundeten Therapeutin. Danke, Monika!

Iris musste wegen ihrer Milchallergie auf all die leckeren Milchprodukte verzichten.

Als wir überlegten, wann diese Milchallergie begonnen hatte, stellten wir fest, dass Iris erst allergisch reagierte, als sie sich im zweiten Mittelschuljahr entscheiden musste, welche Richtung sie einschlagen sollte. Je genauer sie herausfand, was ihr gefiel, und als sie sich letztendlich auch dafür entschied, desto stärker wurde die Allergie.

In ihrer Kindheit war nichts zu finden, aber beim Vater wurden wir fündig: Für den Vater war es als ältester Sohn von vorneherein klar, dass er einmal die Landwirtschaft der Eltern übernehmen sollte. Da er genau wusste, wie viel den Eltern daran lag, wagte er es gar nicht, seine Wünsche zu äußern, und fügte sich. Erst etliche Jahre später, als er immer unzufriedener wurde, entschied er sich, sich durchzusetzen, überließ dem jüngeren Bruder den Betrieb und erlernte den erwünschten Beruf. Der wichtigste Grund dafür, dass er die Landwirtschaft nicht übernehmen wollte, war die Tatsache, dass die Kühe täglich zwei Mal gemolken werden mussten (Milch). Seine Eltern waren sehr enttäuscht und ließen es ihn auch spüren. Für ihn war es ein großer emotionaler Stress, den er nie so richtig verarbeitet hat.

Da die Kinder sehr viele Programme der Eltern übernehmen, "finden" oft sie die Lösung, die ihre Eltern nicht "finden" konnten. So schien es für Iris die ideale Lösung zu sein, eine Milchallergie zu entwickeln, um nicht dem gleichen emotionalen Stress ausgesetzt zu sein wie ihr Vater, denn die Entscheidung für den Traumberuf bedeutete ungeheuren Stress. Die einzige gute Lösung für den Vater, damit seine Eltern seine Entscheidung akzeptiert hätten, wäre gewesen, dass er gesundheitlich unfähig gewesen wäre, Landwirt zu werden, zum Beispiel mit einer Milchallergie.

Als seine Tochter dann in der Situation war, sich frei für einen Beruf zu entscheiden, brachte ihr Körper ihr sofort die Lösung einer Milchallergie. Nur nützte diese Milchallergie ihr ja nichts, denn sie stand schließlich nicht vor der Entscheidung "Landwirtschaft oder Lehre". Als sie verstand, dass sie dem Vater nicht helfen konnte und diese Allergie für sie keinen Sinn machte, war das Thema für sie erledigt. Einige Tage später rief mich ihre Mutter an und verkündete mir, sie habe sofort Joghurt gegessen, nachdem sie nach Hause gekommen waren - und sie habe nicht mehr reagiert.

Eine Milchallergie kann auch auf eine problematische Beziehung mit der Mutter hindeuten. Die Milch steht für die Ernährung durch die Mutter und auch für ihre Bereitschaft, für ihr Kind da zu sein. Wenn man also als Kleinkind diesbezüglich einen Mangel erlitten hat, könnte das auch eine spätere Milchallergie zur Folge haben. Überlegen Sie in diese Richtung, falls Sie wirklich kein konkretes Erlebnis finden, das mit Milch verknüpft war.

Melanie, 10 Jahre alt

Allergen

Pollen von Gräsern, Milch

Symptom

rote Bindehautentzündung

Seit wann?

Seit dem Alter von etwa 7 Jahren

Melanie hatte kurz vor "Ausbruch" der Allergie mit ihren Eltern in einem Ferienpark Urlaub gemacht. Es war Sommer und das Schwimmen in den verschiedenen Schwimmbädern machte ihr großen Spaß. Einmal, als sie sich alle zu dem Gebäude begaben, in dem sich die Wasserlandschaft befand, war Melanie voller Freude vorausgelaufen. Als sie am Eingang des Gebäudes angekommen war, blickte sie zurück, sah ihre Eltern nicht mehr und bekam für einen Moment Panik, bis sie ihre Eltern wiedersah.

Diese Art von Bindehautentzündung hat meist damit zu tun, jemanden aus den Augen verloren zu haben. Als ich Melanie nach einer solchen Situation fragte, erinnerte sie sich gleich an dieses Erlebnis im Ferienpark. "Und als ich meine Eltern nicht sah, war da nur die Kuh, die auf der Wiese direkt neben dem Weg stand!" Die Kuh wurde also mit dem Stress zusammen abgespeichert - und die Milch kommt nun mal von einer Kuh!

Emma, 35 Jahre alt

Allergen

verschiedene Obstsorten, besonders Kernobst

Symptom

Ekzem um die Augen, manchmal auch Augenrötungen

Seit wann?

Das hatte irgendwann als junges Mädchen angefangen.

Die von Emma erlebte Stresssituation: Als sie klein war, führte ihre Mutter ein Geschäft. Die Familie wohnte auch in dem Geschäftshaus. So kam es vor, dass die Mutter Emma allein lassen musste, wenn ein Kunde den Laden betrat.

Einmal muss die Mutter gerade dabei gewesen sein, sie mit Obstbrei zu füttern, als ein Kunde in den Laden kam. Emma war festgebunden im Stühlchen und die Mutter verließ sie, die Mutter verschwand also aus ihrem Blickfeld in den Laden und Emma wusste nicht, wann sie wieder zurückkommt.

Emma wurde klar, dass sie aus diesem Grunde nicht weiterhin dieses Obst meiden muss. Niemals würde sie wieder eine ähnliche Stresssituation mit ihrer Mutter erleben.

Melanie, 35 Jahre alt

Allergen

Obst, Berühren von Obst, auch ohne das Obst zu essen

Symptom

Jucken, Kribbeln im Hals, um den Mund herum, am Kinn und den Hals hinab

Seit wann?

Seit sie den Obstbrei für ihre Tochter zubereitet hat

Melanie konnte kein Obst schälen, ohne dass es zu den genannten Symptomen kam. Auf keinen Fall wollte sie noch Obst essen.

Melanie hat zwei Töchter. Als sie der ältesten Tochter zum ersten Mal Obstbrei zubereiten und dafür natürlich frisches Obst schälen wollte, begann das äußerst unangenehme Kribbeln. In dem Moment wurde sie ganz unbewusst an das erinnert, was sie erlebt hatte, als sie 6 Jahre alt war. Nach ihrer kleinen Schwester, zu der Zeit 4 Jahre alt, war ein kleines Brüderchen geboren worden, der nach der dramatischen Geburt schwerstbehindert war. Er konnte nicht saugen, so dass die Mutter verzweifelt versuchte, dem Baby mit dem Löffelchen Milch einzuflößen. Melanie konnte sich daran erinnern, es war ganz schlimm für die Mutter und auch für sie. Melanie ging dann immer nach draußen spielen, da sie das nicht mit ansehen konnte. Viel von der Milch lief am Mund vorbei über Kinn und Hals ... Als der Junge 6 Monate alt war, ist er in ein Pflegeheim gekommen und dort mit 6 Jahren verstorben.

Im Gegensatz zu diesem kleinen Jungen hat ihre Tochter natürlich sehr gerne und auch sehr gut vom Löffelchen gegessen - diesmal war es nur keine Milch, sondern Obst, das die Kleine zu essen bekam. Es lief aber nichts davon übers Kinn den Hals hinunter. Es war nur die Erinnerung und der Versuch, so etwas nicht noch einmal mit ansehen zu müssen.

Nachdem die Geschichte wieder in die bewusste Erinnerung gekommen war und klar war, dass ihre beiden Kinder nicht behindert sind, forderte ich Melanie auf, sich gleich zu Hause einen leckeren Apfel zu schälen und ihn zu genießen. (Man sollte sich sobald wie möglich mit dem Allergen konfrontieren, um die Bestätigung zu bekommen, dass die Allergie vorbei ist.) Am darauf folgenden Tag rief mich Melanie an, um mir zu sagen, dass es nicht ginge, dass sie es nicht riskieren könne, einen Apfel zu schälen! Ich schlug ihr vor, noch einmal vorbeizukommen. Da musste noch etwas sein, das blockierte. Wir schauten uns die Sache noch einmal an. Der Ursprung der Allergie war klar, es konnte gar nicht anders sein. Warum wollte sie es aber nicht riskieren? Ich sagte ihr, dass sowieso nichts Schlimmes passieren könne, höchstens das unangenehme Kribbeln ...

Dann haben wir doch die Lösung gefunden. Melanie und ihr Mann hatten zwei Töchter und des Öfteren wurde sie gefragt: "Und wann kommt das dritte? Ihr wollt doch sicher noch einen Sohn!" Darauf antwortete Melanie stets: "Wir wollen nichts riskieren, wir haben zwei gesunde Kinder!" Die Bekannten wussten gar nicht, dass sie diesen behinderten Bruder gehabt hatte, der auch das dritte Kind nach zwei Mädchen gewesen war. Also war auch klar, dass sie keine Angst mehr haben musste, dass sie ein behindertes Kind bekommt, wenn sie es "riskiert", einen Apfel zu schälen und zu essen. Und dann wurde das Obstessen ein Genuss.

Irina, 28 Jahre alt

Irina bekam immer Bauchweh und Blähungen, wenn sie scharf Gewürztes aß, am schlimmsten war es, wenn auch noch Knoblauch dabei war.

Dieses Problem war zurückzuführen auf ein Erlebnis, dass sie während ihrer Studienfahrt (Abiturjahr) gehabt hatte. Die Mädchen mussten in Paris in einem griechischen Restaurant essen. "Es war schrecklich, es war dort sehr dreckig, es gab Pferdesalami, sehr stark gewürzt, mit viel Knoblauch. Das hat mich regelrecht angeekelt, wir mussten das aber alle essen ..."

Nachdem Irina sich an dieses Essen erinnert hatte, war das Problem verschwunden. Nie wieder müsste sie so etwas in so einem schmutzigen Restaurant essen.

INGRID, 37 JAHRE ALT

Danke, Robert, dass du mir diese interessante Geschichte von deiner Bekannten erzählt hast!

Allergen

Ananas

Symptome

Unbekannt, sie tun auch hier nicht wirklich etwas zur Sache. Auf jeden Fall konnte Ingrid ganz plötzlich keine Ananas mehr essen, obschon sie diese Frucht immer sehr gerne gegessen hatte.

Seit wann?

Seit dem Tag, an dem sie den Hof mit dem Hochdruckreiniger gesäubert hatte.

Ingrid klagte bei Robert über ihre plötzliche Ananasunverträglichkeit. Beide haben dann zusammen überlegt, welche Begebenheit dafür verantwortlich sein könnte. Sie fanden Folgendes: Ingrid hatte mit dem Hochdruckreiniger den Hof gründlich sauber gemacht, dabei merkte sie nicht, dass jede Menge Wasser in das ebenerdig gelegene Archiv des Anwaltsbüros ihres Vaters eindrang. Als ihr Vater nach Hause kam und die Bescherung sah, regte er sich fürchterlich auf. Er schrie auf Luxemburgisch (so ausgesprochen): "Un hei as et a na naas ... un do a na naas ..." (Und hier ist es auch noch nass ... und dort auch noch nass ...!). In Ingrids Ohren kommt "Ananas" an! Also eigentlich nur eine phonetische Verknüpfung in ihrem Gehirn. Die Stresssituation hatte nicht wirklich etwas mit der Frucht zu tun. Nachdem aber die Verbindung klar war und Ingrid drüber lachen konnte, gab es auch keine Reaktion mehr beim Genießen von Ananas.

VALERIE, 19 JAHRE ALT,

konnte keine Erdbeeren mehr essen, nachdem sie bei einem Picknick, während sie Erdbeeren im Mund hatte, von einer Spinne gebissen worden war. Sie hatte sich furchtbar erschrocken - die Folge war allergisches Asthma gewesen. Es verschwand, nachdem ihr die Verbindung klar geworden war.

FRAU B.

hatte starke Kopfschmerzen, nur auf der rechten Seite und immer in Verbindung mit dem Genuss von alkoholischen Getränken.

Vielen Dank für diese Geschichte, Josiane!

Ungefähr 3- bis 4-mal die Woche hat Frau B. starke Kopfschmerzen. Am Anfang tippte ich auf Migräne, doch irgendwie gab es da keinen Zusammenhang. Die Frau sagte dann: “Ich kann es mir einfach nicht gut gehen lassen, es ist, als ob ich bestraft werde, jedes Mal wenn ich es mir gut gehen lasse, zumal wenn wir nach der Arbeit mit einem Glas Wein oder Sekt auf den Feierabend anstoßen.” Ich fragte sie, in welcher Hinsicht es wichtig ist, sich mit Kopfschmerzen zu bestrafen, wenn man es sich gut gehen lässt. Ihr fiel dazu nichts ein. Auch im Stammbaum fanden wir zunächst nichts. Es zeigte sich dann, dass sie vergessen hatte, ihre Großtante in den Stammbaum einzutragen.

Auf die Frage, was denn mit dieser Großtante sei, sagte Frau B.: “Ah! Die hat jeden Tag mit einem Glas Cognac auf das gute Leben ohne ihren Ehemann angestoßen ... Dieser Mann fuhr jeden Tag nach der Arbeit mit dem Fahrrad in die Kneipe und kam besoffen heim. Er ist dann irgendwann mit dem Fahrrad auf dem Nachhauseweg gestürzt, auf den Kopf gefallen und so gestorben.” Ich meinte dann, dass das doch eigenartig sei, wenn sie sich deswegen mit Kopfschmerzen bestrafe, wo doch die Großtante ersichtlich ganz froh war, dass ihr Mann tot war. Da müsse ihr Mann sicher nicht immer gut zu ihr gewesen sein und sie vielleicht geschlagen oder sexuell bedrängt haben? In solch einer Situation könne man schon jemandem mit einem Bügeleisen mal einen Schlag auf den Kopf geben ... Frau B. sagte dann: “Ich habe die Tante immer mit einem alten eisernen Bügeleisen bügeln sehen ...” “Ja”, sagte ich, “da steht man nicht mehr auf, wenn man das Bügeleisen auf den Kopf kriegt. Am besten man schleppt ihn dann auf die Straße, hat doch jeder gesehen, wie er besoffen nach Hause gefahren ist.” Es war das perfekte Alibi für die Großtante!

Frau B. musste daraufhin so sehr lachen und sagte: "Nach ihrem Tod habe ich alles von dieser Tante geerbt - und somit auch ihre Tat." Sie konnte sich sofort davon verabschieden. Am Tag darauf rief mich Frau B. an: "Stellen Sie sich vor, ich habe jetzt schon drei Gläser Sekt getrunken und habe noch immer keine Kopfschmerzen!"

Anaphylaktischer Schock

Die Geschichte von BERNADETTE. Sie selbst erzählte ihre Geschichte in einem Seminar in Südfrankreich. Bernadette, etwa fünfundfünfzig Jahre alt, reagierte sehr heftig auf Penicillin. Damals (in der Ausbildung bei Dr. Claude Sabbah) hatte Bernadette im Laufe des Seminars verstanden, worauf ihre Allergie zurückzuführen war. Sie meldete sich zu Wort: "Als ich 30 Jahre alt war, hatte ich einen Notkaiserschnitt bei der Geburt meiner Tochter. Es ging um Leben und Tod für mich und auch für meine Tochter, ich hatte eine Infektion. Bei dieser Gelegenheit hat man mir Penicillin gegeben. Wir haben beide überlebt, aber die Angst war riesengroß!"

Hier wird also klar, dass das Penicillin an diese Situation erinnert, die ihr natürlich nie wieder passieren kann. Also war sie sicher, dass damit die Allergie abgestellt ist.

Dr. Sabbah schickt einen im Seminar anwesenden Arzt in die Apotheke, um Penicillin zu holen. Er kommt zurück, Bernadette knackt die Ampulle und schüttet sich den Inhalt auf die Zunge! Natürlich gab es keine Reaktion mehr. Der Arzt hatte aber auf dem Weg von der Apotheke zurück in den Seminarraum vorsichtshalber seinen medizinischen Notfallkoffer geholt – für den Fall, dass Bernadette einen anaphylaktischen Schock bekommen würde. Er hatte also erst sehen müssen, dass nichts mehr geschieht, um es glauben zu können.

Quincke-Ödem

Das Quincke-Ödem ist eine plötzliche ödematöse Schwellungen der Atemwege mit Erstickungsgefahr.

Vielen Dank an Josiane (eine liebe Kollegin) und an den Vater von Tom, der ausdrücklich damit einverstanden war, dass das Beispiel im vorliegenden Buch veröffentlicht wird.

Die Symptome fingen bei TOM (11 JAHRE) an dem Tag an, an dem er Bescheid bekommen hatte, dass er als Torwart in den Fußball-Nationalkader berufen worden war.

Nachdem er vom Training nach Hause gekommen war und angefangen hatte zu essen, kamen die Symptome. Das Ödem kam manchmal aber auch auf dem Spielfeld.

Zuerst dachten wir, es hätte damit zu tun, dass während der Schwangerschaft mit Tom eine gute Freundin (Sportlerin im Nationalkader) der Mutter einen tödlichen Unfall hatte.

Bei der Frage, wovor er Angst habe, wobei es um Leben oder Tod gehen müsse, sagte er, sein Bruder sei ein "Litti", der wäre imstande, zu jemand Fremden in ein Auto zu steigen ... Das hat die Mutter an ihr eigenes Erlebnis in der Kindheit erinnert. Als sie ungefähr 7 Jahre alt war, begleitete sie ihre Eltern, die Sportler im Nationalkader waren, immer zum Training. Beim Spielen außerhalb der Sporthalle kam ein Mann auf sie zu und sagte, sie solle mit ihm mitkommen, dahinten in der Ecke wären kleine Kätzchen. Sie ging mit und sah aber, dass dort keine Kätzchen waren. Als sie sich umdrehte, hatte der Mann bereits seine Hosen runtergelassen. Sie konnte aber noch weglaufen. Als Teenager kam dann der große Schock. Sie lebten nämlich in dem Dorf von dem Kinderschänder Dutroux. Als über die Taten von Dutroux im Fernsehen berichtet wurde, wurde ihr klar, dass das damals bei ihr wahrscheinlich auch Dutroux gewesen war und ihr das Gleiche hätte passieren können wie den beiden Mädchen, die man hatte verhungern lassen.

Dies war dann auch jedes Mal die Lösung für Tom, wenn er nach Hause kam vom Training des Nationalkaders, denn er und sein Bruder lebten noch, bekamen zu essen und waren in ihrer Familie.

Die Symptome gingen danach zu 80 Prozent zurück, es blieb nur noch eine kleine Stelle am Mund, die immer mal wieder reagierte, aber das geschah dann eher auf dem Spielfeld.

Ich fragte, ob er denn vor noch etwas Angst hätte, vielleicht auf dem Spielfeld, aber er sagte nichts. Der Vater sagte dann: "Bevor er im Nationalkader war, war er super im Tor, aber jetzt steht er nur da und lässt die Bälle einfach vorbeifliegen." Tom sagte dann, er habe Angst, beim Halten der Bälle zu fallen und sich wehzutun. Mir kam in den Sinn, dass das etwas mit Krieg zu tun haben könnte ...

Der Urgroßvater von Tom sollte im Zweiten Weltkrieg an die Front. Er war gerade frisch verheiratet und hatte enorme Angst, im Krieg zu fallen ... Sie zeugten schnell noch ein Kind, den Großvater von Tom, da das eine Möglichkeit war, als Familienvater vielleicht verschont zu bleiben und nicht an die Front zu müssen. Noch heute wird erzählt, dass der Opa nur gezeugt wurde, damit sein Vater nicht in den Krieg musste und so dem Uropa das Leben gerettet hat.

Tom verstand dann, dass man auch im Nationalkader gegen andere Nationen kämpft - deshalb die Erinnerung an den Krieg, wo auch eine Nation gegen die andere kämpft - und dass die Gegner auf ihn, den Torwart, zugelaufen kommen und schießen (wie an der Front). Daher hatte er ganz unbewusst Angst, dass der Ball ihn treffen und er fallen (sterben) könnte. (Das französische Wort "balle" hat eine Doppelbedeutung: 1. Ball, 2. Kugel.) Nun konnte er den Unterschied erkennen, dass Fußball ein Spiel ist und dass er weiterhin am Leben bleibt, auch wenn er jetzt den Ball hält und sogar hinfällt, um den Ball zu halten.

Seitdem sind alle Symptome weg und der Vater hat bestätigt, dass er seitdem im Tor richtig drauflosgeht - dass er keine Angst mehr hat und sich fallen lassen kann, um den Ball zu halten.

Allergien auf Blumen

SOPHIA, 61 JAHRE ALT
Sophia, vielen Dank für deine Geschichte!

Allergen
Geranien

Symptom
Durchfall

Seit wann?
Erst seit 6 bis 7 Wochen

"Ich möchte dir etwas Erstaunliches berichten. Seit dem Treffen mit Elisabeth und Rudi im Schwarzwald hatte ich Durchfall und war mittlerweile richtig krank und ausgezehrt ... Nichts hatte geholfen.

Vor drei Tagen war ich im Garten Unkraut jäten, und dabei habe ich auch die Geranien ausgezupft. (Wir hatten in diesem Sommer zum ersten Mal seit Jahren Geranien in den Kübeln, weil ich die unbedingt mal wieder haben wollte.) Während ich also die verblühten Stängel abgezupft habe, stieg mir dieser typische Geruch in die Nase. Da fiel mir ein, dass wir im Schwarzwald ein Zimmer mit Balkon und Geranien hatten. Dort habe ich abends nach dem ganzen Theater mit den beiden immer gesessen, geraucht und war sehr wütend gewesen - ich habe das alles nicht mehr verstanden, was da so vorgefallen ist. Und sofort, als ich das in Zusammenhang bringen konnte, waren alle meine Beschwerden weg!

Es geht mir jetzt richtig gut. Ich hatte nach den ganzen Wochen endlich wieder Appetit, ich habe sogar alles Mögliche gegessen, von dem ich dachte, dass ich es nicht vertrage - nichts passiert!

Ich hatte vor zwei Wochen mit Rudi noch mal Kontakt per E-Mail, wobei ich mich wieder vorgeführt gefühlt habe. Das war richtig übel für mich und das hat alles noch mal so richtig hochgekocht. Das war nicht wirklich "gegessen" bzw. verdaut, aber wie gesagt, die Symptome sind nicht mehr da. Und ich habe jetzt auch keine Aggression mehr in mir, es fühlt sich nun irgendwie neutral an."

Agnes, 52 Jahre

Allergen

alle möglichen Schnittblumen

Symptom

rote Bindehautentzündung

Seit wann?

Seit vielen Jahren, nicht genau zu datieren

Agnes konnte sich auf Anhieb an kein Erlebnis erinnern, bei dem Schnittblumen dabei gewesen waren und sie jemanden aus den Augen verloren hatte oder jemanden/etwas nicht anschauen wollte.

Der kinesiologische Test half uns dann. Ich suchte nach dem Datum, an dem Agnes diese Stresssituation erlebt hatte. Heraus kam das Datum der Geburt ihres Sohnes! “An dem Tag ist mein Sohn geboren, es war ein Riesenstress für mich, er ist mit Down-Syndrom zur Welt gekommen. Er lag in dem Bettchen neben mir, aber ich konnte ihn nicht anschauen! Das ganze Zimmer stand voller Blumen!”

Klar war sofort, dass die Blumen sie an diese Situation erinnerten. Dieses Alarmsystem war dann sofort überflüssig geworden! Jetzt war ihr Sohn 27 Jahre alt, und natürlich konnte sie ihn inzwischen mit Liebe anschauen.

Rosenallergie

Dr. Claude Sabbah berichtete von einem jungen Mann, Eric, der allergisch auf **Rosen** reagierte. Ein heftiger **Asthmaanfall** war jeweils die Folge.

Alle Bekannten wussten von Erics Allergie und niemand brachte je Rosen in seine Nähe. Eines Tages aber entdeckte Erics Freundin wunderschöne Seidenrosen auf dem Markt. Sie kaufte einen stattlichen Strauß und stellte ihn auf die Kommode in der Diele. Als Eric nach Hause kam und die Rosen sah, bekam er einen Asthmaanfall wie seit Jahren nicht mehr.

Diese Geschichte zeigt wunderbar, dass die Allergien nicht so funktionieren oder ablaufen, wie man es uns erklärt oder glauben machen möchte, beispielsweise als überschießende Abwehrreaktion des Immunsystems, die dann eintritt, wenn der Körper das Allergen über den Magen-Darm-Trakt, die Nase oder die Haut aufnimmt. Doch in der Situation, die Eric erlebt hat, waren überhaupt keine Rosen im Raum, kein Blütenstaub, kein Geruch, keine Bestandteile einer Rose, nichts, was die Schleimhäute hätte alarmieren können. Und doch hat Eric reagiert - ganz einfach, weil sein Gehirn die Information über die Augen bekommen hat: Da sind Rosen!

Vermeintliche Allergien

Neurodermitis, zum Beispiel, wird von Kinderärzten sehr oft als Symptom einer Allergie gesehen, dies sagen mir die betroffenen Eltern. Es wird dann krampfhaft nach dem verantwortlichen Allergen gesucht, es werden Nahrungsumstellungen bei Kleinkindern vorgenommen, ja mitunter wird sogar - wenn das Baby noch nichts anderes zu sich nimmt - die Muttermilch als Auslöser vermutet und verboten! Doch es handelt sich nicht um eine Allergie. Mehr dazu im Kapitel über die Neurodermitis.

Manche Menschen glauben, dass sie von Allergien geplagt sind, aber in Wirklichkeit erleben sie einen bestimmten Stress immer wieder - und immer dann, wenn dieser Stress vorbei ist (oder zwischenzeitlich gelöst ist), kommen die "allergischen" Symptome. In diesem Fall spreche ich persönlich nicht von einer Allergie, da der Mechanismus ein ganz anderer ist. Das Phänomen sieht aber von den Symptomen her genauso aus wie eine Allergie und wird in der Regel auch als solche diagnostiziert.

Eine Allergie ist ein Alarmsystem. Sie beginnt erst, wenn die ursprüngliche Stresssituation hinter einem liegt, wenn man sie quasi schon vergessen hat. Man kann praktisch erst an etwas erinnert werden, wenn es vorbei ist.

Beispiele

Pony-"Allergie"

Alice (11 Jahre alt) reagierte mit Kehlkopfasthma und Bindehautentzündung. Nur das linke Auge schwoll gleichzeitig jedes Mal extrem an, wenn sie das Pony ihrer Freundin gebürstet und geritten hatte.

Alice hatte seit zwei Jahren ein großes Problem, einen großen Stress: Sie wollte unbedingt ein Pony, der Vater ließ dies aber nicht zu, er war sehr jähzornig und hat sie angeschrien (Kehlkopf-Angst): Sie bekomme kein Pony - ein für alle Mal, das sei viel zu gefährlich! Das linke Auge ist das Gefahrenauge!

Die vorübergehende kurzzeitige Lösung war also immer eingetreten, wenn sie das Pony ihrer Freundin bürsten oder reiten durfte ... Ihr grundsätzliches Problem, der große Wunsch nach einem eigenen Pony, war aber immer noch da, es war nicht vorbei.

Damit diese Symptome nicht mehr wiederkommen, musste Alice akzeptieren, dass sie kein Pony bekommen wird, und sich damit begnügen, zu ihrer Freundin und deren Pony zu gehen, wann immer sie möchte.

HAUSSTAUBALLERGIE

Der 7-jährige Junge bekam morgens, wenn er das Schlafzimmer verließ und hinunter in die Küche ging, schlecht Luft und musste oft niesen. Wir machten eine Situation aus, die er mit 3 Jahren erlebt hatte: Eines Nachts war er wach geworden und hatte große Angst, da sich ein Schatten über dem hohen Kleiderschrank bewegte. Er wollte zu den Eltern ins Schlafzimmer, aber das Zimmer war abgeschlossen. Zurück in sein Zimmer wollte (konnte) er aber nicht, so hat er sich bis morgens vor der Schlafzimmertür der Eltern auf den Boden gelegt.

Nach wie vor hatte er Angst in seinem Zimmer (wenn auch nicht mehr so heftig), aber die Eltern waren strikt: Es kam nicht in Frage, dass er nachts zu ihnen ins Zimmer oder gar ins Bett kam, die Tür blieb stets verschlossen. Immer morgens war die Angst gelöst. Diese "Allergie" war nach unserer Sitzung nicht vorbei.

Es gab in dem Moment für ihn keine praktische Lösung! Ich nehme an, dass sich mit zunehmendem Alter die Angst in seinem Schlafzimmer gelegt hat und somit auch seine "Allergie" verschwunden ist.

Histaminintoleranz

Die Histaminintoleranz wird oft nicht als solche erkannt und diagnostiziert. Wenn aber eine Person unter ganz vielen Allergien leidet, besonders auch viele Nahrungsmittel nicht verträgt, sollte man diese Möglichkeit ins Auge fassen.

Histamin ist eine Substanz, die in einigen Nahrungsmitteln vorkommt wie Rotwein, Sekt oder sehr lange gelagerten Lebensmitteln, z. B. Salami, geräucherter Schinken, Fischkonserven, Essig und reifer Käse. Zudem gibt es Nahrungsmittel, die im Körper Histamin freisetzen können, dazu gehören Erdbeeren, Zitrusfrüchte oder Tomaten.

Der Mensch verträgt eine gewisse Menge an Histamin, da der Körper in der Darmschleimhaut ein Enzym produziert, das das Histamin neutralisiert und abbaut, die Diaminoxidase (DAO). Besteht nun ein Ungleichgewicht zwischen der Menge an Histamin und der an DAO, spricht man von einer Histamin-Intoleranz, bei der das Histamin nicht zur Genüge abgebaut wird. Die Folge sind eine puterrote Haut, Juckreiz, Schwellungen der Schleimhäute (Nase), Gefäßerweiterungen mit Ödemen und Verkrampfungen der glatten Muskulatur (Muskulatur der Bronchien, des Darms und der Gebärmutter), ein schneller Puls, Magen-Darm-Beschwerden ...

Für unsere Arbeit mit dem Biologischen Dekodieren wichtig zu wissen ist außerdem, dass während der Schwangerschaft ab dem dritten Monat in der Plazenta große Mengen an DAO produziert werden, damit die Gebärmutter nicht krampft und so der Fötus womöglich vorzeitig abgeht. Die Menge an DAO beträgt dann das 100- bis 300-fache der Normalmenge. Logisch wäre es also auch, bei vorzeitigen Wehen und drohender Frühgeburt mit Antihistaminika (Substanzen, die die Wirkung von Histamin verhindern, da sie die Histaminrezeptoren blockieren), die Verkrampfung der Gebärmutter zu verhindern oder zu stoppen.

Im Biologischen Dekodieren hat die Histaminintoleranz folglich als emotionalen Hintergrund: Ich habe das Gefühl, dass ich von meiner Mutter nicht beschützt worden bin, dient doch die extrem starke Erhöhung der Diaminoxidase spätestens ab der 12. Schwangerschaftswoche dem Schutz des ungeborenen Kindes! Die Welt wird folglich als sehr gefährlich oder feindlich erlebt. Die Histaminintoleranz verstärkt alle allergischen Reaktionen.

Statistisch gesehen ist sie am häufigsten bei Frauen, die um die 40 Jahre alt sind. Sie haben sich zunächst von ihrer Mutter nicht geschützt gefühlt, dann natürlich nicht von ihrem Vater, dann nicht von ihrem Mann - wenn sie denn einen haben. Diese Frauen fühlen es auch: Man muss als Frau ständig selbst zum Kampf bereit sein, um sich selbst zu schützen und zu verteidigen. Man kann sich auf niemand anderen verlassen.

Beispiel GRETA, 41 JAHRE ALT, LEDIG

Sie kam zu mir und zählte mir unglaublich viele Allergien auf, von Mais bis Erdbeeren, Pollen, Getreide, Kiwi, Tomaten, Käse ... Wenn dann dazu noch die Menstruation schmerzhaft ist, besonders am ersten Tag, sollte man zumindest an eine Histaminintoleranz denken.

Gretas Mutter hatte vor der Schwangerschaft mit ihr zwei Kinder im 6. Monat verloren. Die Wehen hatten eingesetzt, die Kinder waren aber noch nicht lebensfähig und waren unmittelbar nach der Geburt gestorben. Dies zeugt davon, dass nicht genügend Diaminoxidase im Blut der Mutter vorhanden war, denn nur so konnte es auf diese Art und Weise zu den Frühgeburten kommen.

Als Gretas Mutter nun zum dritten Mal schwanger war, entschied sie sich, so zu tun, als ob sie gar nicht schwanger wäre, damit sie nicht wieder in ihrer Freude enttäuscht werden konnte, falls sie dieses dritte Kind auch wieder verlieren würde. Diese Haltung und dieses Gefühl hatte sie konsequent durchgehalten, so hatte sie Greta erzählt, dass sie sich ihren schwangeren Bauch einmal an der Kante des Küchenschranks gestoßen hatte, da sie sich ihres dicken Bauches gar nicht bewusst war. Das hatte allerdings eine Wut auf die Mutter zur Folge. Wie kann man sein Kind nur so sehr verleugnen, dass man es vergisst? Also hier hat die Mutter auch schon nicht alles getan, um sie im Bauch zu schützen! Stößt einfach mit dem Bauch an den Schrank!

Greta hatte mit 20 Jahren einen Autounfall gehabt, bei dem sie eine starke Gehirnerschütterung erlitten hatte. Als sie dann Jahre später noch des Öfteren Kopfschmerzen hatte, warf sie ihrer Mutter vor, das sei ihre Schuld, da sie nicht genügend und nicht lange genug dafür gesorgt hatte, dass Greta das Bett hütete.

Wie wir sehen, war bei Greta ordentlich Wut auf ihre Mutter vorhanden. Es ist ausdrücklich erwünscht, dass solche Emotionen identifiziert und auch gefühlt werden. Man sollte sich schon in den Fötus (oder auch in das Kleinkind) hineinversetzen und nachvollziehen, wie es ihm ergangen ist, wie diese Situation emotional erlebt wurde.

Wenn wir über das Histamin sprechen, können wir auch kurz die (systemische) MASTOZYTOSE beleuchten: Die Mastozyten sind spezielle Zellen, die eine wichtige Rolle in der körpereigenen Abwehr spielen. Sie befinden sich in der Haut, in den Schleimhäuten und auch in anderen Körpergeweben. Sie speichern Histamin und schütten es nach Bedarf aus (auch andere Mediatoren), eben dann, wenn ein "Angriff" stattfindet und der Organismus sich vereidigen muss. Es geht also um die Selbstverteidigung.

Die Mastozytose (anormale Vermehrung der Mastozyten) führt nun dazu, dass durchgehend Histamin ausgeschüttet und gleichzeitig Adrenalin neutralisiert wird.

Vielen Dank für deinen folgenden Bericht, SANDRA!

"Zunächst ging es für mich darum zu erkennen, dass die Mastozytose mich davor schützte zu fühlen. Es war wichtig, keine Gefühle zu haben, um zu funktionieren. Vor allem aber schützte sie mich davor, meine Wut zu spüren. Wenn ich die Wut gespürt und gezeigt hätte, hätte ich töten oder selbst umkommen können. Deswegen musste das Adrenalin neutralisiert werden.

Die Mastozytose versetzte mich somit in die Situation, mich unterschwellig ständig ohnmächtig zu fühlen im Sinne von fremdbestimmt. Ich hatte sie, um mich vor Wutausbrüchen und dem Wunsch zu töten zu schützen. Wenn ich mich erhitzte, wäre ich fähig gewesen zu töten. Nur wenn ich eiskalt bin, bin ich geschützt (und die anderen auch vor mir). Mein Vergnügen war, nichts zu spüren, egal was passiert. Ich hatte die Fähigkeit, in den größten Chaos- oder Wutsituationen alle Gefühle ausschalten zu können, um zu funktionieren.

Histamin hat mit dem Schutz zu tun, niemand hat mich je geschützt oder verteidigt, zum Beispiel als mein Pony verkauft wurde. Es gehörte nicht wirklich mir, sondern meinem Nachbarn, ich hätte aber erwartet, dass meine Eltern mich verstehen und für mich kämpfen. Ich war furchtbar wütend und niemand verteidigte mich, ich war ganz allein auf mich gestellt.

Mit meinem damaligen Ehemann, bewaffneter, aber meist abwesender Soldat, musste ich mir beweisen, dass Männer Frauen nicht verteidigen können, so wie noch nie ein Mann eine Frau in meinem Stammbaum verteidigt oder beschützt hat. Ganz im Gegenteil, alle Frauen vor mir wurden geschlagen, als billige Arbeitskräfte benutzt, missbraucht und als wertlos angesehen. Bei mir war auch die

Hauptangst, schwanger zu sein und allein dazustehen. Ich erkannte mein Vergnügen, dass es wichtig war, dass mir keiner helfen kann. Also, ich musste mich allein schützen und **verteidigen**.

Außerdem drohte eine Ohnmacht oder der Tod durch anaphylaktischen Schock (durch zu viel Histaminausstoß), zum Beispiel wenn ich tatsächlich angegriffen würde. Vielleicht ist es im entscheidenden Moment besser, sich auf diese Weise selber zu töten, als mitzuerleben, misshandelt zu werden und sich absolut nicht wehren zu können.

In den folgenden Jahren wurde es möglich, zu fühlen und Gefühle zuzulassen. Während der Therapie 2012 wurde der tiefere Sinn der Mastozytose noch deutlicher und auch endlich spür- und fühlbar.

Ich hatte mir durch die Mastozytose die Möglichkeit eingeräumt, lieber einen anaphylaktischen Schock zu erleiden, als einen Angriff zu erleben. Und ich war bereit, mein eigenes Glück bis hin zu meinem eigenen Leben zu opfern, um Rache für meine Vorfahrinnen zu üben. Das Vergnügen war, Männer aus Verachtung zu zerstören für das, was sie meinen Vorfahrinnen angetan hatten, und mich dafür zu rächen. Die tiefe Verachtung für Männer war für mich erstmalig spürbar und auch legitim zu fühlen. Ich musste mein Leben lang Männer an mich binden, um sie dann fallen zu lassen, ja regelrecht zu zerstören, um mich so an ihnen zu rächen für das, was meinen Vorfahrinnen von ihren Männern angetan wurde. In diesem Rachefeldzug wäre ich auch bereit gewesen, mich am Ende selbst zu eliminieren. So wollte ich auch nie Kinder, denn sie hätten mich an dieser Rache gehindert.

Die Mastozytose lähmte aufkommende Wut, um die Situation aushalten zu können, um mich so zu retten, aber auch, um nicht doch tatsächlich zu töten.

Ich fühlte mich in der Tiefe meines Seins verstanden und gleichzeitig erleichtert, denn ich hatte erstmalig eine Wahlmöglichkeit. Bisher war es ein unbewusster Zwang, mich den Männern gegenüber so verhalten zu müssen.

Letztlich hat mir die Mastozytose es wohl ermöglicht, eine eiskalte Kämpferin zu sein, um Rache für meine Vorfahrinnen üben zu können, gleichzeitig aber auch selbst zu sterben, wenn es hart auf hart gekommen wäre.

Die Mastozytose ist seit einigen Jahren kein Thema mehr in meinem Leben. Anfangs habe ich noch jährliche Kontrolltermine des Blutbildes wahrgenommen, in den letzten drei Jahren jedoch nicht mehr. Seit 2012 stagnierten sie, verringerten sich leicht, stagnierten wieder. Das Thema dahinter ist gelöst, so dass auch der Blutwert irrelevant geworden ist.

Und falls für die Leser interessant: Den Mann an meiner Seite muss ich nun nicht mehr zerstören, das alte Vergnügen der Rache existiert nicht mehr. Die Anlage der Verhaltensweisen und dadurch erworbenen Fähigkeiten bleibt natürlich, es ist jedoch kein Zwang mehr – die Wahlmöglichkeit ist gegeben."

Neurodermitis

Die Neurodermitis hat im Grunde gar nichts mit einer Allergie zu tun. Ich habe erlebt, dass Kinderärzte den Müttern sogar empfehlen abzustillen, da das Kind allergisch auf die Muttermilch reagiere. Da die Mütter den Ärzten glauben und vertrauen, folgen sie diesem Ratschlag und verschlimmern dadurch noch das Kontaktproblem ihres Babys.

Wie Allergien zustande kommen und wie man sie abstellen kann, wissen Sie nun schon. Um aber die Neurodermitis verschwinden zu lassen, brauchen wir noch ein anderes Verständnis.

Die Neurodermitis ist eine Erkrankung der obersten Hautschicht, der Epidermis. Die Funktion der Epidermis ist das Fühlen. Sie verfügt über sehr viele Nervenenden und nimmt Informationen auf, die über Berührungen, über Kontakt mit der Außenwelt, zustande kommen. Die Epidermis ist eines unserer fünf Sinnesorgane.

Wenn die Epidermis krank ist, heißt das, dass dieser Mensch einen Stress bewältigen muss, der etwas mit Kontakt oder Berührung zu tun hat. Die Kontaktinformation, die von der Haut über die Nerven an das Gehirn weitergeleitet wird, bedeutet Stress!

Hierbei gibt es zwei Möglichkeiten:

- Man fühlt einen Kontakt (eine Berührung), der irgendwie negativ eingestuft wird und den man nicht möchte.
- Man fühlt einen Kontakt, den man gerne hätte, nicht. Es fehlt einem ein bestimmter Kontakt, eine bestimmte Berührung.

In beiden Fällen geht von der Information über diese Kontaktsituation ein Stress aus.

Unser Gehirn ist immer bemüht, Stress abzubauen, da er nicht überlebensfördernd ist. So muss auch hier in dieser Stresssituation eine Lösung gefunden werden. Die Haut wird nur krank, wenn der Mensch diese Kontaktsituation nicht beeinflussen kann, wenn er diese Situation in der Realität nicht verändern kann.

Zum besseren Verständnis stellen Sie sich bitte Folgendes vor: Wenn ich eine Flasche in Händen halten muss, die ich nicht in Händen halten möchte (nachdem ich den Kontakt mit ihr gefühlt und als negativ eingeordnet habe), und ich sie einfach hinstellen kann und somit die Situation vorbei ist, ist es nicht notwendig, dass die Haut reagiert, da der Stress bewältigt und vorbei ist. Wenn ich darunter leide, dass ich eine bestimmte Flasche nicht in Händen halten kann und es mir aber unbedingt wünsche, dann ist meine Stresssituation auch gelöst und beendet, wenn ich sie einfach in die Hand nehmen kann. Wenn ich aber an dieser Situation nichts ändern kann, wenn ich die Flasche nicht einfach hinstellen kann, wenn ich sie weiterhin in der Hand halten muss - dann habe ich ein Problem. Genauso ist es ein Problem, wenn ich die Flasche, die ich unbedingt in Händen halten möchte, nicht einfach greifen kann.

Die Haut reagiert also, wenn ein gewünschter Kontakt unmöglich ist oder wenn ein unerwünschter Kontakt erduldet werden muss. In beiden Fällen gibt es dann nur die körperliche Lösung, die darin besteht, die Epidermis zu verdünnen, abzubauen. Dies führt dazu, dass man weniger über die Haut spürt. Man spürt dann weniger, dass einem dieser Kontakt fehlt, bzw. man spürt diesen Kontakt, den man erdulden muss, weniger. Die Haut wird dünner, da diese Kontaktsituation anders nicht zu lösen ist. Das Ekzem entsteht, wenn das Kontaktproblem gelöst ist. Die Haut versucht dann, sich zu heilen, sich wieder aufzubauen, da es nun nicht mehr nötig ist, dass sie dünner und unsensibler ist.

Für das Kleinkind ist bis zum Alter von drei Jahren nur ein Kontakt wichtig: der Kontakt mit der Mutter. Da es zu viel Kontakt mit der Mutter nicht gibt (im biologischen Sinne), hat das Kind mit Neurodermitis in der Regel ein Kontaktproblem mit der Mutter, der Kontakt mit der Mutter fehlt ihm.

Wenn das Kind tagsüber z. B. in der Kinderkrippe ist, fehlt ihm der Kontakt mit der Mutter, kommt es abends wieder nach Hause, ist der Kontakt wiederhergestellt und die Haut produziert das Ekzem und juckt. Am nächsten Tag geht das Kind zur Oma, wieder fehlt ihm der Kontakt mit der Mutter, abends ist er wiederhergestellt. Das Kontaktproblem des Kindes kommt nicht dauerhaft zur Ruhe.

Nun leben wir in einer Gesellschaft, in der die Kinder früher oder später in die Kinderkrippe, zur Tagesmutter oder zur Oma gebracht werden. Wir tragen unsere Kinder nicht zwei Jahre auf dem Rücken mit uns herum. Doch leiden nicht alle Kinder unter Neurodermitis, auch wenn alle nicht ständig den wichtigen Kontakt mit der Mutter haben. Nein, es reagieren nur die Kinder körperlich auf den Kontaktverlust mit der Mutter, die während der Schwangerschaft geradezu konditioniert wurden, auf diese Art und Weise zu reagieren. Sie werden in der Schwangerschaft sensibilisiert, daher sind sie später sensibler, reagieren viel stärker auf Kontaktverluste.

Wie aber wird das Kind während der Schwangerschaft geprägt, ja geradezu konditioniert?

Die Lebenssituation der Eltern um den Zeitpunkt der Zeugung, der Schwangerschaft und der Geburt ist entscheidend. Das Kind registriert alles, was passiert, während es gezeugt, getragen und geboren wird. Es registriert alles, was sich in den Köpfen der Eltern abspielt, alles, was die Eltern denken, sagen, sehen, hören, tun, alles, was sie interessiert, alles, was sie ärgert oder bedrückt.

Von der Mutter werden diese Informationen hauptsächlich auf hormonellem Wege übertragen. Jedem emotionalen Zustand der Mutter entspricht praktisch ein eigener "Hormon-Cocktail", es werden jeweils bestimmte Hormone ins Blut abgegeben, die auch über die Plazenta zum werdenden

Kind gelangen. Diese Hormone beeinflussen dann auf gleiche Art und Weise die Physiologie der Mutter und des Kindes. Hormone sind Substanzen, die sich wie Schlüssel in dafür vorgesehene Schlüssellöcher in den Zellmembranen (Zellhäute) setzen. Bei diesen "Schlüssellöchern" handelt es sich um Rezeptorproteine, die (bis auf sehr wenige Ausnahmen) immer nur ein bestimmtes Hormon aufnehmen können. Jedes Rezeptorprotein ist an ein Effektorprotein an der Innenseite der Zellmembran gekoppelt, das gegebenenfalls eine Reaktion der Zelle auslöst.

Nehmen wir einmal an, dass die Mutter während der Schwangerschaft häufig depressiv ist und weint, so gelangen sehr viele "Depressionshormone" zum Kind. Sehr schnell passt sich das Kind an die Hormonlage der Mutter an, indem es die Anzahl der Rezeptoren für diese Hormone erhöht. Da gibt es überhaupt kein Problem. Wenn das Kind aber dann bei der Geburt abgenabelt wird, kommen keine Hormone von der Mutter mehr und jetzt hat das Kind ein Problem. Die vielen Rezeptoren werden nicht mehr bedient. Um seine Rezeptoren nun zu befriedigen, bleibt ihm nur die eine Möglichkeit, sobald wie möglich selbst traurig zu sein und zu weinen, um nun selbst diese Hormone auszuschütten. (So funktionieren auch Süchte.)

Wenn die Mutter während der Schwangerschaft sehr ängstlich und unsicher ist, so stellt sich das Kind auf diese Hormone ein und wird automatisch ein unsicheres und ängstliches Kind sein.

Wir sprechen hier von angelernten Wahrnehmungs-, Gefühls- und Verhaltensmustern. Das Kind wird während der Schwangerschaft konditioniert, ja "vorprogrammiert", bei gewissen Reizen nach dem von der Mutter vorgegebenen Muster zu denken, zu fühlen und zu reagieren.

Bereits vor der Zeugung stehen Ei- und Samenzelle unter dem Einfluss der Lebensbedingungen der Eltern und ihrem gefühlsmäßigen Erleben dieser Lebensumstände. Die Gefühle des Vaters werden von der Mutter “gespiegelt”, auch wenn er nicht unbedingt über die Probleme, die ihn beschäftigen, redet. Man spricht hier vom **System der Spiegelneurone**. Präzise Untersuchungen (Giacomo Rizzolati) haben gezeigt, dass beim Menschen (und beim höheren Säugetier) ein spezieller neurologischer Aufbau besteht, der ihn befähigt, den Muskeltonus und dessen Ausgeprägtheit in den verschiedenen Körperteilen seines Mitmenschen wahrzunehmen. So kann er den Körperzustand des anderen in sich selbst reproduzieren, um letztendlich zu fühlen, was dieser fühlt. Dieses Phänomen findet ganz unbewusst und automatisch statt und man hat herausgefunden, dass die Kommunikation der Gefühle umso stärker ist, je näher sich die zwei Individuen stehen.

Stellen Sie sich vor, Sie sind mit Ihrem dreijährigen Kind beim Arzt in der Sprechstunde und es soll eine Blutabnahme gemacht werden, dann wissen Sie, was das Kind erwartet, wenn der Arm vorbereitet wird. Sie haben bereits ein mulmiges Gefühl und wenn der Arzt dann in die Vene pikst, dann fühlen Sie es - so als ob er Sie gepikst hätte.

Genau so nimmt auch das werdende Kind ganz natürlich am Gefühlsleben seines Vaters teil, indem es die Gefühle seiner Mutter mitfühlt.

Die Quantenphysik liefert eine weitere Erklärung (lesen Sie hierzu auch die Bücher von Gregg Braden). Ganz Erstaunliches wurde bei Experimenten beobachtet: Einer Versuchsperson wurden Körperzellen entnommen, in Nährlösung gelegt und anschließend in ein einige hundert Kilometer entferntes Labor gebracht. Dann setzte man die Versuchsperson mit Hilfe von Fotos und Filmen heftigen Emotionen aus, während man die entnommenen Zellen beobachtete. Es wurde festgestellt, dass die Zellen gleichzeitig und genau auf die gleiche Art und Weise reagierten! Gleichzeitig - das heißt, es brauchte noch nicht einmal eine gewisse Zeit, damit die Information von A nach B gelangte. Die Regel: Was einmal vereint war, bleibt für immer (emotional) verbunden.

Das Kind entsteht aus einer Eizelle der Mutter und einer Samenzelle des Vaters, in jeder seiner Zellen leben die Bestandteile der Samenzelle weiter. Daraus können wir folgern, dass das Kind während der Schwangerschaft ebenfalls mit dem Vater und dessen Gefühlsleben in Verbindung bleibt.

Jedes Mal wenn ein Elternteil eine Stresssituation erlebt, nimmt das werdende Kind alles auf. Es "lernt" also schon während der Schwangerschaft am Beispiel der Eltern, wie es in Stresssituationen zu fühlen, zu denken und gegebenenfalls zu reagieren hat.

Beim Biologischen Dekodieren gehen wir davon aus, dass das Kind später (irgendwann in seinem Leben) nur die körperlichen Reaktionen (Krankheiten) manifestieren kann, die zu dem von den Eltern in dieser Prägungsphase erlebten emotionalen Stress passen, die also eine körperliche Lösung für den von den Eltern erlebten emotionalen Stress sind/gewesen wären.

Kommen wir zurück zur Neurodermitis. Ein Kind reagiert also nur mit Neurodermitis, wenn zeitlich um die Schwangerschaft herum ein Elternteil ein Kontaktproblem erlebt hat und das Kind somit diese Erfahrung in sich gespeichert hat.

Hierzu das Beispiel von einem zehn Monate alten Jungen, nennen wir ihn ANTON, meine erste Erfahrung mit einem Kind mit Neurodermitis - es sind schon mehr als 20 Jahre her.

Antons Mutter wusste sich manchmal nicht anders zu helfen als mit Kortisonsalbe, das Ekzem bedeckte den Kleinen sonst von Kopf bis Fuß. Kurz nach der Geburt hatte das schon begonnen. Nachdem ich der Mutter erklärt hatte, dass er auf ihre Abwesenheit reagiert und das, weil um die Zeit der Schwangerschaft herum eine Sensibilisierung dahingehend stattgefunden haben muss, hat sie gleich die Stresssituation gefunden, die für Anton prägend war: Sie wusste ganz genau, wann Anton gezeugt worden war, es war an dem Samstagabend, bevor sie sonntags nach Costa Rica fliegen sollte. Dort lebte eine Freundin von ihr und es war schon seit langem geplant gewesen, dass sie die Freundin dort für zehn Tage besuchen sollte. Je näher das Reisedatum heranrückte, umso weniger Lust hatte sie, dorthin zu fliegen, vor allen Dingen weil sie allein fliegen sollte, ohne ihren Mann! Sie war sonst rund um die Uhr mit ihrem Mann zusammen, sie führten zusammen ein Geschäft. In dieser

"Trennungsatmosphäre" schlafen die beiden miteinander und Anton wird gezeugt.

"Schon als ich in Costa Rica war, wusste ich, dass ich schwanger bin, umso schlimmer war es für mich, nicht bei meinem Mann zu sein." Zehn Tage war sie dort, ist nach Hause gekommen und war seitdem nie mehr von ihrem Mann getrennt. Anton aber wird durch diese Gefühle der Mutter geprägt, später auch ganz empfindlich auf Trennungen und Kontaktverlust zu reagieren.

Ist die Prägung einmal gefunden, erklärt man dem Baby, dass es nicht sein Leben lang empfindlich auf Trennungen und Kontaktverlust reagieren muss, nur weil die Mutter besagte Situation erlebt hat und sie damals eben diesen Stress empfunden hat. Es geht hier natürlich nicht darum, dass das Kind etwas intellektuell versteht, dazu ist es in diesem Alter noch nicht fähig, trotzdem spricht man die Dinge aus, um dadurch die frühere Prägung zu löschen.

In der Regel dauert es maximal 8 bis 10 Tage, bis die Haut vollkommen abgeheilt ist.

Ein zweites Beispiel

PAUL, 15 Monate alt, als ich ihn mit seiner Mutter in meiner Praxis sehe.

Wieder erkläre ich der Mutter das Prinzip. Sie überlegt kurz und meint dann, ihr Mann habe wohl einen solchen Stress während der Schwangerschaft erlebt. Pauls Vater hatte bis zu dem Zeitpunkt dieser zweiten Schwangerschaft seiner

Frau ein Geschäft geführt, er war seit etwa zehn Jahren selbstständig. Nachdem er damals sein Arbeitspensum seinem Verdienst gegenübergestellt hatte und sah, dass finanziell nicht viel hängen blieb, hat er beschlossen, das Geschäft zu verkaufen und in Zukunft als Arbeitnehmer sein Geld zu verdienen.

"Das Problem war, dass mein Mann seine Familie dadurch tagsüber vermisste. Wir hatten inzwischen unser Wohnhaus diesem Geschäft gegenüber gebaut und mein Mann konnte, wann immer er wollte, nach Hause kommen, um einen Kaffee zu trinken. Von der Küche aus sah er, wenn ein Kunde kam, und ging dann einfach über die Straße ins Geschäft. Mittags konnten wir immer zusammen essen, er sah, wann immer er wollte, seine ältere Tochter ... Und nun war er morgens um 6 Uhr aus dem Haus und kam abends um 18 Uhr erst wieder. Das hat ihm schon zu schaffen gemacht!"

Wir erklärten auch Paul, dass er aus diesem Grund nicht weiter so sensibel sein muss, wenn er den Kontakt zu seiner Mutter verliert, und seine Neurodermitis ist ebenfalls verschwunden.

Ein drittes Beispiel

LINDA, 3 Jahre alt. Sie kam mit beiden Eltern zu mir. Gleich fiel mir auf, dass Linda sofort auf den Schoß des Vaters kletterte, wo sie auch während des gesamten Gesprächs sitzen blieb.

Linda hatte eine ganz schlimme Neurodermitis, man hatte schon alles Mögliche an ihr ausprobiert, mit UV-Therapie hatte man sie sozusagen verbrannt ... Aber nichts hatte auch nur ein wenig geholfen.

Ich erklärte den Eltern die wirklichen Ursachen und Hintergründe und fragte nach einem Kontaktproblem während der Schwangerschaft. Unvermittelt fing die Mutter heftig an zu weinen. Als sie sich etwas beruhigt hatte, erzählte sie, dass sie es während der Schwangerschaft so gerne gehabt hätte, dass ihr Mann schon Kontakt mit dem Baby aufnimmt, indem er ihren Bauch berührt und das Baby darin spürt. Lindas Vater konnte aber nur sehr zögerlich und kurz den Bauch seiner Frau (und damit auch Linda selbst) berühren. Es ging nicht wirklich.

Er war sehr betroffen zu sehen, wie wichtig das seiner Frau damals gewesen wäre, dass er bereits Kontakt mit der Kleinen aufnimmt. (Daher war es auch wichtig, dass der Vater jetzt viel Kontakt mit Linda hatte, dass sie z. B. auf seinem Schoß saß.)

Ein viertes Beispiel

ARTHUR war 6 Monate alt, als seine Neurodermitis verschwand. Er hatte die Neurodermitis praktisch seit seiner Geburt, er war 2 oder 3 Tage alt, als sie begann. Sie war nur im Gesicht lokalisiert, ganz besonders stark war sie auf den Wangen.

Als Arthurs Mutter, Anne, damals den positiven Schwangerschaftstest in Händen hielt, war das eine Riesenkatastrophe für sie! Sie wollte nur zwei Kinder, hatte aber die Pille auch nicht wieder nehmen wollen, sie hatten halt "aufgepasst". Das zweite Kind war zu dem Zeitpunkt schon 5 Jahre alt, sie wollte beruflich wieder voll einsteigen ... Die Schwangerschaft kam daher sehr ungelegen und Anne war eine ganze Zeit lang wie versteinert auf der Toilette sitzen geblieben, hatte sogar an Abtreibung gedacht, was dann aber doch nicht in Frage kam. Lange hatte es gedauert, bis sie dieses Kind freudig erwarten konnte. Nach der Geburt dann hatte sie ihr Baby in die Arme geschlossen und kurz danach begann die Neurodermitis.

Es war Anne schon klar (sie hatte auch schon etwas vom Biologischen Dekodieren gehört), dass das Hautproblem wahrscheinlich damit zu tun hatte, dass sie das Kind erst mal nicht gewollt hatte. Sie hatte Arthur bereits erklärt, dass er nicht weiter Hautprobleme haben müsse, nur weil sie, seine Mutter, ihn nicht gewollt hatte, als er sich in ihrem Bauch ankündigte. Und außerdem sei sie nun sehr froh mit ihm, um nichts in der Welt würde sie ihn wieder hergeben wollen. Das Ekzem blieb jedoch. Und erst als sie ihrem Sohn gesagt hat, dass sie sogar daran gedacht habe, ihn umzubringen (Abtreibungsgedanken) und dass er nun aber beruhigt sein könne und sie ihn nicht mehr umbringen wolle, ist die Neurodermitis verschwunden.

Etliche Male habe ich beobachtet, dass der Grund für die Neurodermitis darin besteht, dass das Kind nicht gewollt war. In dem Fall hat die Mutter einen Kontakt mit dem Kind in ihrem Bauch, den sie nicht möchte. Im Kind bleibt diese Information erhalten: "Meine Mutter will mich nicht behalten, also will sie mich loswerden." Man sollte diesbezüglich ehrlich zu sich selbst sein, man sollte es beim Namen nennen und nicht beschönigen.

Vor kurzem kamen Eltern mit ihrer Tochter, die als drittes Kind auch nicht geplant war. Die Mutter hatte ihr das schon gesagt - aber mit Humor: "Als ich deinem Vater gesagt habe, dass wir noch ein Baby kriegen, ist der im Garten fast gestolpert und die Treppe runtergefallen ..." Sie hatte also das Ganze lustig verpackt. Damit die Neurodermitis heilen konnte, musste sie aber dem Kind die wirklichen Gefühle zu dem Zeitpunkt schildern.

Die Neurodermitis bei Erwachsenen funktioniert nach demselben Prinzip.

Auch hier ein Beispiel

ASTRID, 44 Jahre alt. Astrids Eltern wollten eigentlich überhaupt keine Kinder. Dann wird die Mutter schwanger. Zunächst herrschen Stress und Ablehnung, doch dann denken sich die Eltern, es wäre doch nicht schlecht, wenn es ein Junge würde, der das Geschäft des Vaters übernehmen könnte (ein Motorradgeschäft). Aber dann kam bei der Geburt doch ein Mädchen zum Vorschein (damals gab es noch keine Ultraschalluntersuchung, durch die das Geschlecht schon vorher bekannt gewesen wäre)! Die Ablehnung wird in dem Moment noch bestätigt. Man nimmt sie nicht in den Arm, wie man einen Sohn in den Arm genommen hätte. (Es geht auch um die Qualität des Kontakts!) Man nimmt sie zwar, lehnt sie aber gleichzeitig ab.

Als sie 18 Jahre alt ist, bekommt sie einen Job, den sie nur bekommt, weil sie bereit ist, mit ihrem Chef zu schlafen. Hier beginnt die Neurodermitis: Hier wird sie nur genommen, weil sie ein Mädchen/eine Frau ist. Ein Mann hätte diesen Job nicht bekommen. Nun will sie also jemand gerade, weil sie eine Frau ist. Somit ist ihr Kontaktproblem vordergründig gelöst und die Haut versucht, sich zu reparieren (Ekzem). Doch gleichzeitig mag sie diesen Kontakt mit ihrem Chef nicht, er stinkt nach Schweiß und sie liebt ihn nicht. Acht Jahre arbeitet sie für ihn und acht Jahre muss sie mit ihm schlafen, solange dauert ihre Neurodermitis. Als sie kündigt, verschwinden die Hautprobleme, um immer dann wiederzukommen, wenn sie sich von einem Mann immer nur sexuell geliebt fühlt.

In der Therapie arbeitete sie diese ursprüngliche Ablehnung gefühlsmäßig auf und hat seitdem (etwa zehn Jahre) keine Neurodermitis mehr gehabt.

ABER ACHTUNG!

Eine Möglichkeit, nicht "gesund" zu werden, ist anzufangen, die Eltern zu beschuldigen oder sich als Eltern schuldig zu fühlen für das, was man den Kindern während der Schwangerschaft unabsichtlich mitgegeben hat, obwohl man im Grunde ja nur das Beste für sie wollte.

Einen Mechanismus gilt es noch zu beachten, wenn es um ein kleines Kind geht:

Das Kind spiegelt seine Eltern und nimmt an den Gefühlen der Eltern teil. Dies kann so weit gehen, dass das Kleinkind Symptome zeigt, die den Stress der Eltern (oder eines Elternteils) zu lindern versuchen.

Ein Beispiel hierzu: Ein zweijähriges Mädchen bekommt ein Ekzem auf den Wangen. Das Ekzem ist immer ein Zeichen eines gelösten Kontaktproblems, auch wenn manches Kontaktproblem vielleicht nur vorübergehend gelöst ist. Also ist die Frage: Wann genau hat sich das Ekzem gezeigt? Die Mutter erzählt: "Wir wollten gern ein zweites Kind haben, ich würde dann gleich zu Beginn der Schwangerschaft nicht mehr arbeiten dürfen, wäre den ganzen Tag zu Hause und bräuchte meine Tochter nicht mehr in die Kinderkrippe zu bringen. Ich wollte aber das zweite Kind nicht bekommen, solange wir hier in dieser Wohnung leben. Wir haben sehr lange auf die Baugenehmigung für unser Eigenheim gewartet, wir haben uns mit den Bauämtern auseinandersetzen müssen ... Kurz bevor das Ekzem auftrat, haben wir endlich die Baugenehmigung per Post erhalten."

Der Erhalt der Baugenehmigung bedeutete, dass bald ein zweites Kind würde gezeugt werden können, und das wiederum bedeutete, dass die Mutter bald zu Hause bei ihrer Tochter bleiben könnte.

Die Wangen sind die Körperstellen, die mit dem intimen, familiären und zärtlichen Kontakt zu tun haben. Eine Mutter drückt ihr Kind gern gegen ihre Wange.

Wenn die Eltern sich der Zusammenhänge bewusst werden und den ursprünglichen Stress fühlen, der dahintersteckt, bessern sich auch gleich die körperlichen Symptome.

Zöliakie/Glutenunverträglichkeit

Die Zöliakie ist eine chronisch-entzündliche Erkrankung der Schleimhaut des Dünndarms, die allgemein als unheilbar gilt. Es handelt sich um eine Überempfindlichkeitsreaktion auf Gluten (Klebereiweiß), das in vielen Getreidesorten vorkommt.

Manche Glutenunverträglichkeiten sind wie Allergien zu verstehen und anzugehen, besonders dann, wenn sie nicht von Geburt an vorhanden sind. Hier ein Beispiel einer Zuhörerin beim monatlichen Lesertalk, sie schrieb mir ihre Geschichte. Vielen Dank dafür!

"Liebe Frau Frauenkron-Hoffmann, DANKE! Noch während ich dem Lesertalk 'Allergien' zuhörte, habe ich mein Problem bzw. den Auslöser meiner Glutenintoleranz, die sich anfangs durch bleierne Müdigkeit und später durch allergische Asthmaanfälle geäußert hat, identifiziert: Es fing vor vier Jahren an, als ich in meiner Ehe schon sehr unglücklich war und ich die Mahlzeiten mit meinem Ex-Mann zunehmend als Belastung empfand. Er sprach mit vollem Mund und hat wirklich *immer* etwas am Essen auszusetzen gehabt. Durch die Glutenintoleranz habe ich mich diesen Situationen unbewusst entzogen, da ich meine (glutenfreien)

Mahlzeiten alleine eingenommen habe. Auch nach der Trennung habe ich weiter auf Gluten reagiert.

Nachdem mir das bewusst war, habe ich letzte Woche vorsichtig einen Dinkelkeks gegessen – ohne Folgen! Seitdem kann ich wieder alles essen, damit hätte ich niemals gerechnet!

Ganz herzlichen Dank für diesen Lesertalk und die damit zurückgewonnene Lebensqualität! Sie dürfen meine Geschichte sehr gerne für Ihr Buch verwenden, ich freue mich, anderen Lesern helfen zu können!

Herzliche Grüße, B. Lehnen."

Viele Krankheiten gelten als **unheilbar. Wer sagt, dass sie unheilbar sind?** Die Mediziner und Spezialisten. Es ist einfacher zu erklären, dass der Diabetes, die Multiple Sklerose oder auch die Zöliakie unheilbar sind, als zu sagen: "**Wir** können diese Krankheiten nicht heilen." Bei "unheilbar" liegt es an der Krankheit selbst und nicht an den begrenzten therapeutischen Möglichkeiten der Ärzte und Spezialisten, wenn sie nicht helfen können.

Beim Biologischen Dekodieren geht man davon aus, dass eine Krankheit nicht zufällig auftritt – wie schon eingangs gesagt. Wenn man sich bewusst macht, welche familiären Dramen durch epigenetische Prägungen in einem wirken und wie man von den Eltern während der Schwangerschaft geradezu konditioniert wurde, zu einem bestimmten Zeitpunkt genau diese Krankheit zu bekommen und keine andere, so eröffnet das eine große Chance, die wirklichen Ursachen der Krankheit zu erkennen – und die Erkrankung selbst auf ganz andere Weise zu verstehen und anschließend auch positiv beeinflussen zu können.

Wie wir während der Schwangerschaft von unseren Eltern geprägt wurden, wurde bereits im vorherigen Kapitel (Neurodermitis) erklärt. Hier sei also nur kurz erwähnt und erläutert, wie die schlimmen Erlebnisse und Erfahrungen unserer Vorfahren uns in unserem Leben beeinflussen, unter anderem auch in unseren Krankheiten.

Epigenetikforscher haben herausgefunden, dass intensive Erfahrungen, vor allem heftige negative Erlebnisse, ihre Spuren in den Körperzellen hinterlassen. Proteine, die die Gene umhüllen, reagieren auf Emotionen und können dann gewisse Gene blockieren, “ausschalten”. Dieses ausgeschaltete Gen, diese epigenetische Prägung, wird so an die Nachfahren weitergegeben, auch wenn diese Nachfahren selbst dieser Stresssituation nicht (mehr) ausgeliefert sind. Auf diese Weise leben die traumatischen Erfahrungen unserer Vorfahren in uns weiter und beeinflussen uns jeden Tag in unseren Krankheiten, aber auch in unserer Lebensweise allgemein.

In uns wirken ungelöste Stresserinnerungen unserer Vorfahren, die wir durch epigenetische Vererbung übernommen haben.

Durch Therapie oder Selbsthilfe kann die Blockade der Gene aufgehoben werden, man kann sich also von den unfreiwillig “geerbten” Stressmustern befreien. Dies geschieht, wenn man Kontakt mit dieser schrecklichen Erfahrung aufnimmt und das Drama auflöst beziehungsweise die Emotionen befreit.

Dies gilt auch für sogenannte unheilbare Krankheiten. Erfahrungsgemäß ist es zunächst wichtig, mit dem Patienten abzuklären, ob er es für möglich hält, seine Krankheit loszuwerden bzw. gesund zu werden. Heute ist es leider so, dass die meisten Menschen sehr stark von allgemeingültigen Aussagen "überzeugt" sind, ohne je zu hinterfragen, ob diese Aussagen überhaupt stimmen.

Bei der folgenden kleinen Geschichte werden Sie ganz genau verstehen, was ich meine, wenn ich sage, dass viele Menschen sich sehr stark negativ von Diagnosen und Prognosen beeinflussen lassen und somit ihre eigene Heilung sabotieren.

Zu mir kam eine Mutter mit ihrem vierjährigen Sohn MARKUS, bei dem die Ärzte im Alter von zwei Jahren eine heftige Zöliakie (extreme Glutenunverträglichkeit mit Darmentzündungen, Krämpfen und blutigem Durchfall) diagnostiziert hatten. Er musste eine ganz strikte, lebenslange Diät einhalten, da diese Krankheit "offiziell" unheilbar ist.

Wir gingen auf die Suche nach der Prägung und fanden sie: Dieser Junge ist das vierte Kind, die Eltern wollten eigentlich nur zwei Kinder. Mit Markus wurden sie zum zweiten Mal trotz Spirale schwanger. Es gab daraufhin zu Beginn der Schwangerschaft eine heftige Diskussion zwischen den Eltern, die Mutter verlangte nun vom Vater, dass er sie mehr entlasten und sich mehr um die Kinder kümmern solle.

Der Vater betrieb neben seinem regulären Beruf eine kleine biologische Landwirtschaft, er hielt verschiedene Tiere (einige Kühe, Schafe, Truthähne, Kaninchen ...). Bevor er morgens zur Arbeit aufbrach, verbrachte er eine Stunde im

Stall und abends war er ebenfalls lange Zeit mit den Tieren beschäftigt, während sie die Kinder "am Hals" hatte. Die Mutter verlangte, dass er sein Hobby einschränkte, unter anderem sollte er nun nicht mehr sein eigenes Getreide aussäen und ernten, das allein wäre schon eine riesige Zeitersparnis. – Markus wird dahingehend geprägt, dass "kein Getreide mehr eingefahren" werden darf. So konnte er kein Getreide essen. (Symbolisch steht das Getreide auch für den männlichen Samen (die Spermien), der hier in dem Fall natürlich auch schon wieder zum Verhängnis wurde bzw. das Aufnehmen des männlichen Samens.)

Ich erklärte also der Mutter und auch Markus, warum er bisher kein Getreide essen durfte und dass derjenige, der tatsächlich kein Getreide mehr einfahren durfte, sein Vater war und nicht er selbst, dass er folglich nun Getreide essen darf. Ich empfahl der Mutter, ihm ab jetzt immer mehr glutenhaltige Nahrungsmittel zu essen zu geben (Brot, Nudeln ...), und das tat sie dann auch.

Drei Wochen später hatte Markus' Vater einen Termin für sich, und bei der Gelegenheit bestätigte er mir, dass Markus alles ohne Probleme aß und verdaute. Er war also gesund und seine Zöliakie war weg.

Weitere drei Wochen später hatte die Mutter einen Termin für sich vereinbart. Sie brachte allerdings Markus mit und sagte, dass er einen Monat lang habe alles essen können, und dann sei die Krankheit wiedergekommen. Ich fragte sie, ob sie sich an den genauen Moment des Rückfalls erinnern könne.

"Ja, wir waren bei meiner Schwester eingeladen und dort hat er ein sehr großes Brötchen gegessen, eine halbe Stunde danach hatte er wieder Krämpfe und blutigen Durchfall. Am darauf folgenden Tag habe ich noch versucht (wenn man "versucht", weiß man schon, dass es nicht gehen wird), ihm ein bisschen was Glutenhaltiges zu essen zu geben, aber er hatte immer gleich Durchfall. Dann wollte er von sich aus nichts mehr davon essen."

"Haben Sie gesehen, dass er dieses große Brötchen gegessen hat?"

"Ja, ich war dabei."

"Was haben Sie denn in dem Augenblick gedacht?"

Stille ... Markus Mutter wurde knallrot im Gesicht: "Ich habe gedacht: 'Ach du je, wenn das mal nicht zu viel gewesen ist!'"

Gleich hatte sie verstanden, dass Markus durch ihren Zweifel einen Rückfall erlitten hatte. Und sie war ganz ehrlich: "Er sagte dann, er habe Bauchschmerzen, also bin ich mit ihm zur Toilette gegangen. Als ich dann den Durchfall sah, dachte ich an den Spezialisten in der Uniklinik, der uns immer wieder gesagt hat, diese Krankheit sei unheilbar, ich habe an den Stapel Bücher (zum Thema Zöliakie) gedacht, den ich zu Hause habe. In jedem Buch steht drin, dass Zöliakie unheilbar ist. Ich hatte total ausgeblendet und vergessen, dass er doch einen Monat lang alles hatte essen können."

Das Kind spiegelt seine Mutter! Die Mutter (und auch der Vater) entscheidet praktisch für das Kind mit, ob es gesund wird oder ob es sein Problem loswird.

Ich erinnerte sie daran, dass es vor unserer ersten Therapiestunde genügte, dass Markus auch nur einen Kekskrümel aß, damit er gleich Durchfall hatte, und dass es also im Prinzip unerheblich ist, wie groß das Brötchen ist.

Ich erklärte Markus, aus welchem Grund er seinen Rückfall erlitten hatte. Dass seine Mutter gezweifelt hatte und dass das, was die Ärzte und Spezialisten ihr gesagt hatten, so tief in ihr drin steckte. Ich sagte ihm, dass seine Mutter nun aber keine Zweifel mehr habe und dass das, was wir bei der ersten Sitzung besprochen hatten, immer noch Gültigkeit habe. Ich sagte ihm, dass er nun wieder ohne Probleme alles essen könne.

Irgendwann später erzählte mir die Mutter, dass er seitdem alles Mögliche esse, ob mit oder ohne Gluten. Einige Tage nach unserer Sitzung bezüglich des Zweifels sei Markus nach der Schule bei einem Freund zum Spielen gewesen. Die Mutter des Freundes habe ihren Kindern Butterbrote gemacht, da habe Markus auch um ein Butterbrot gebeten. Die Mutter habe ihm keines geben wollen und Markus habe dann nur gesagt, dass er jetzt alles essen dürfe. Die Mutter habe aber nicht nachgeben wollen, da habe Markus gesagt, sie solle seine Mutter anrufen. Das tat die Mutter, und er bekam sein Butterbrot. Somit hatte er seine Mutter dazu gebracht, laut zu wiederholen, dass er nun alles essen darf.

Das hört sich für Sie zu einfach an? Aber doch, so einfach kann es sein.

Ein anderes Beispiel

SUSANNE, 42 Jahre alt, Zöliakie, strikte Diät ... Susanne sollte im Vorfeld schon Forschungen betreiben, sie sollte vor allen Dingen ihre Eltern befragen, ob es schlimme Ereignisse in der Familie gab, die im weitesten Sinne etwas mit Getreide zu tun hatten.

Sie erzählte mir dann, dass ihre Mutter als junges Mädchen zu Hause Getreide dreschen musste und dabei fürchterliche Angst vor den Mäusen hatte, die sich natürlich in der Scheune sehr wohlfühlten. Das schien mir aber doch nicht ausreichend zu sein, ich fühlte, dass ein größerer Stress für die Zöliakie verantwortlich sein musste. Dann erzählte Susanne, dass ihre Mutter während des Krieges und der deutschen Besatzungszeit (in Luxemburg) so einiges erlebt hatte: Die Familien durften nur eine gewisse Menge des Mehles für sich behalten, der Rest wurde von den Deutschen konfisziert. Der Müller war aber nicht damit einverstanden und gab den Familien größere Rationen. Die Leute schickten dann ihre Kinder mit Handkarren in die Mühle, um das Mehl (in Säcken) dort abzuholen. Die Erwachsenen schickten die Kinder, da sie dachten, dass man sie eher nicht kontrollieren und passieren lassen würde.

“Meine Mutter wusste doch nicht, dass da zu viel Mehl auf dem Karren war!”

“Nein, sie wusste es nicht, die Großeltern aber wussten das und die hatten große Angst! Was wäre passiert, wenn man sie erwischt hätte?” Susanne wurde kreidebleich und zitterte: “Das hätte KZ bedeutet!”

Hier wurde klar, warum man (angeblich) besser die Finger vom Getreide lassen muss!

Riesengroßer Stress war mit Getreide verbunden. Nun aber verstand Susanne, dass sie nicht Gefahr lief, ins KZ zu kommen, wenn sie Getreide verdaute, “transportierte”.

Nach unserer Sitzung war Susanne offensichtlich noch etwas essen, bevor sie die (lange) Heimreise antrat. Nach Feierabend fand ich nämlich eine kleine Pflanze vor der Haustür mit einem Kärtchen dran - von Susanne. Es stand dort: "Das Brot hat vorzüglich geschmeckt! Vielen Dank!"

Einige Male habe ich bei Zöliakie beobachtet, dass es um den "Transport" von Getreide ging, z. B. auch Schmuggel von Getreideschnäpsen, den Transport von Bier ... Das französische Wort "digérer" heißt "verdauen". Sprechen wir doch auch vom Transit in Zusammenhang mit der Verdauung. Also besser kein Getreide transportieren oder verdauen!

Noch ein weiteres interessantes Beispiel

ROMAN, 8 Jahre alt. Roman hatte die Diagnose Zöliakie gestellt bekommen, nachdem man bei ihm die typischen Antikörper im Blut festgestellt hatte. Roman konnte kein Brot essen, dann hatte er Bauchschmerzen, Krämpfe, manchmal Durchfall ... Nudeln konnte er allerdings essen - und das war eigenartig, das verstand auch der Spezialist nicht. Es musste aber eine Zöliakie sein, die Blutuntersuchung war eindeutig.

Bei den Nachforschungen fanden wir die Erklärung: Es gab eine interessante Prägung, die im 9. Schwangerschaftsmonat zustande gekommen war. Einige Samstage lang war zu Hause eine Baustelle gewesen, Freunde und seine Brüder kamen, um Romans Vater zu helfen, eine Terrasse zu bauen. Romans Mutter kochte dann für die Männer zu Mittag.

An jenem Freitagabend war sie aber so erschöpft und dachte mit unguten Gefühlen an das Kochen für den Samstagmittag. Sie hatte keine Lust und ging zu ihrer Mutter, ihre direkte Nachbarin, dort klagte sie über die Anstrengung, am darauf folgenden Tag wieder kochen zu müssen – in der Hoffnung, dass ihre Mutter ihr anbieten würde, das Kochen zu übernehmen. Das tat die Mutter jedoch nicht und meinte: "Du kannst denen aber auch keine Butterbrote hinstellen, die brauchen schon was Warmes, die arbeiten doch körperlich richtig hart!"

Hier bekommt Roman also die Prägung, dass man ihm keine Butterbrote hinstellen kann (das Kind bezieht ja alles Mögliche auf sich, nimmt sozusagen alles persönlich). Natürlich war gleich klar, dass Roman nun auch Butterbrote essen konnte, dass er nicht weiter "auf diesen Satz hören" musste.

Der heftigste Fall von Zöliakie, an den ich mich erinnere, war GABRIELE, 13 Jahre alt.

Ihr Vater litt auch unter dieser Krankheit, wenn sie bei ihm auch nicht ganz so stark ausgeprägt war. Gabriele aber reagierte überaus empfindlich auf die geringste Spur von Gluten, das sich in irgendeinem Nahrungsmittel versteckte. Sofort musste sie sich übergeben und bekam Krämpfe und Durchfall ...

Beide Eltern kamen mit ihrer Tochter. Wir suchten nach Informationen und Erlebnissen rund um Getreide, wurden aber nicht wirklich fündig. Da der Vater diese Krankheit auch hat, schauten wir in seine Familiengeschichte: Als Kind erlebte er mit, wie der Betrieb seines Vaters zu Grunde ging. Gabrieles Großvater väterlicherseits züchtete Schnittblumen und verdiente auch sein Geld mit der Saat, bis dann in den 1970er-Jahren seine Blumen nicht mehr so gefragt waren, es wurden Blumen aus aller Welt eingeflogen. Auch wenn Gabrieles Vater (im Nachhinein) die Aufgabe des Betriebes nicht so traumatisch schien, so handelte es sich hier doch schon um einen Stress, der mit Samen einhergeht (Getreide ist auch Samen).

Auf der anderen Seite hatte Gabrieles Mutter (Sabine) bei ihrer eigenen Mutter nachgefragt und hatte erfahren, dass ihre Mutter eine Abtreibung hatte vornehmen lassen. Diese Abtreibung hatte nach Sabines Geburt stattgefunden. Dies zu erfahren war ein großer Schock für Sabine und sie brauchte einige Zeit, um das akzeptieren zu können. Sie konnte ihre Mutter nicht verstehen und verurteilte ihr Vorgehen aufs Heftigste.

Dann sahen wir im Stammbaum, dass Sabines Großmutter Hebamme war. Früher waren es die Hebammen, die man aufsuchen musste, wenn man ein Kind abtreiben wollte. Oft wurde Mutterkorn (ein Pilz, der Getreideähren befällt) zur Abtreibung benutzt. Mutterkorn ist sehr giftig, und auch wenn es oft starke Nebenwirkungen hervorrief, wurde das Mutterkorn eingesetzt, da der Inhaltsstoff Ergometrin die Wehen anregt.

Dies war also die Gefahr, die Gabriele ganz unbewusst mit Getreide verband! Sobald etwas Getreidehaltiges in ihren Mund kam und vom Körper als solches natürlich blitzschnell erkannt wurde, musste Gabriele erbrechen, das möglicherweise

Tödliche gründlich ausspucken und den Darm musste sie auch möglichst schnell entleeren.

Da nun der tiefere Sinn ihrer Zöliakie klar war, hat sie entschieden, dass sie ihre Krankheit aus diesem Grund nicht mehr braucht, dass niemand sie abtreiben (umbringen) möchte und dass sie keine Angst mehr zu haben braucht. Noch bevor die Familie ihren weiten Weg nach Hause antrat, hat Gabriele ein Stück Brot gegessen und hat nicht mehr darauf reagiert.

Einige Monate später schreibt mir Sabine, dass sie den Verdacht habe, dass Gabriele doch wieder nicht alle glutenhaltigen Nahrungsmittel vertrage. Ich schlug vor, dass Gabriele - wenn sie möchte - mit mir über Skype darüber spricht. Gabriele war einverstanden. Ich fragte sie dann, warum es denn doch so wichtig für sie war/ist, diese Krankheit wieder aufleben zu lassen. (Wenn das Problem weg ist, kommt es nicht selten zu einer Art von "Nostalgie". Ohne die Krankheit fehlt einem etwas. Mit der Krankheit verliert man auch die positiven Aspekte, die daran gekoppelt waren.) Gabriele hatte sich wieder Symptome fabriziert, da sie ihren Sonderstatus in der Familie durch die Genesung verloren hatte. Sabine musste früher in speziell ausgewählten Geschäften einkaufen, Gabriele vertrug nur wenig Nahrungsmittel, sie aß nirgendwo anders als zu Hause, das Risiko war zu groß im Restaurant oder bei einer Freundin zu essen, denn in fast allen Nahrungsmitteln sind Spuren von Gluten enthalten. Ja, sie war durch ihre Krankheit sehr besonders, sie bekam eine Art Sonderzuwendung, auch durch die Sorge ihrer Eltern.

Nun, da sie alles Mögliche essen konnte, war sie nichts Besonderes mehr, sie war ein Mädchen wie alle anderen und niemand sorgte sich mehr speziell um sie. Nun bekam sie nicht mehr diese Sonderzuwendung, nicht mehr mehr Aufmerksamkeit als ihre Schwester ...

Ich erklärte dann Gabriele, dass alles im Leben immer eine Sache der Priorität ist. Was war wichtiger für Gabriele? War es wichtiger, diese Sonderstellung und diese Sonderzuwendung zu bekommen, oder war es wichtiger für sie, alles essen zu können, was ihr schmeckte und worauf sie Lust hatte? Gabriele konnte spüren, dass ihre Eltern sie auch lieben, wenn sie diese Krankheit nicht mehr hat, und dass sie sich sogar sehr für sie freuen würden. So hat sie schließlich entschieden, dass es für sie wichtiger ist, essen zu können, was sie möchte. Seitdem war die Zöliakie verschwunden.

Hinzufügen möchte ich, dass Gluten symbolisch auch für den Vater steht, also für den Erzeuger. Gluten ist im Samen enthalten. Viele Menschen haben das Gefühl, dass sie Gluten nicht gut vertragen. In dem Fall müsste man sich die emotional wahrscheinlich problematische Verbindung zum Vater (Erzeuger) anschauen. Vielleicht auch die Zeugungsbedingungen ...

Anhang:

Liste allergischer Reaktionen mit dem dazugehörigen emotionalen Hintergrund

Eitrige Bindehautentzündung: Ich muss etwas Schmutziges, Fieses mit ansehen, ich bin gezwungen hinzuschauen, kann nicht wegsehen.

Rote, brennende Bindehautentzündung: Stresssituation, in der ich jemanden aus den Augen verloren habe, nicht mehr gesehen habe. Seltener: Ich muss etwas/jemanden sehen und will das nicht.

Schnupfen: ärgerliche Situation, diese Luft gefällt mir nicht und ich würde mich freuen, wenn das endlich/bald vorbei wäre bzw. wenn ich dieser Atmosphäre entfliehen könnte.

Ekzem: Stress in Bezug auf Kontakt/Trennung. Entweder ich habe Stress, weil mir ein Kontakt fehlt oder weil ich einen Kontakt erdulden muss, den ich nicht mag.

Nesselfieber (rote Quaddeln): Man wollte mich loswerden; Problem, sich abstoßend zu fühlen, sich überflüssig zu fühlen. Man wäre froh gewesen, wenn ich nicht dagewesen wäre und man ließ es mich spüren.

Luftnot beim Einatmen (Kehlkopfasthma): Stresssituation, in der man sich sehr erschrocken hat, meist ist auch der Tod ein Thema dabei gewesen.

Luftnot beim Ausatmen (Bronchialasthma): Streitsituation, in der man sich dominiert gefühlt hat. Man war zu schwach, um den Streit zu gewinnen oder am lautesten zu schreien; Eifersucht mit Angst, dass jemand einem etwas/jemanden wegnimmt.

Nasennebenhöhlenvereiterung: Stress, weil die Luft, die man atmen muss, stinkt, im tatsächlichen oder übertragenen Sinn. Ich muss eine Luft einatmen, in einer Atmosphäre arbeiten/leben, in der es mir nicht gefällt, bin aber dazu gezwungen, da ich nicht flüchten kann.

Verdauungsprobleme: Ärgersituation, es ging um etwas, das man nicht akzeptieren konnte oder nur schwer annehmen und "verdauen" konnte.

Anaphylaktischer Schock oder Quincke-Ödem: Große Angstsituation, in der es um Leben und Tod geht/ging.

Diese Liste erhebt keinen Anspruch auf Vollständigkeit. Es handelt sich um die häufigsten allergischen Symptome.

Lesertalk

Für alle Leserinnen und Leser gibt es **einmal im Monat den Lesertalk** Biologisches Dekodieren - **kostenlos!**

Bei dieser monatlichen Telefonkonferenz können Sie live mit der Autorin sprechen und sich von ihr beim Dekodieren Ihrer Themen helfen lassen. So können Sie auch Ihren Horizont erweitern, da jedes Mal eine Mischung unterschiedlichster Probleme und Krankheitsbilder zur Sprache kommt.

Sie können ganz einfach über Festnetz oder Handy teilnehmen, sich aktiv beteiligen oder einfach nur zuhören.

Alles Besprochene ist vertraulich. Deshalb werden diese Telefonkonferenzen nicht aufgezeichnet.

Die nächsten Termine und Themen erfahren Sie auf folgender Internetseite:

www.biologisches-dekodieren.de

Dort können Sie sich auch zum monatlichen Newsletter anmelden.

Über die Autorin

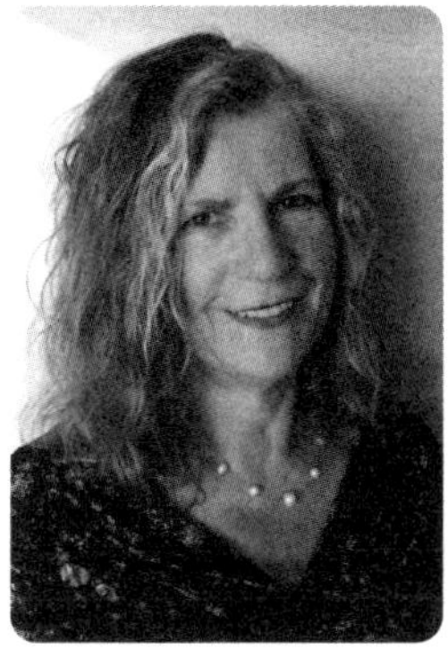

Angela Frauenkron-Hoffmann, Jahrgang 1959, ist Mutter von drei Kindern. Ihr Berufsweg begann in Belgien, ihrem Mutterland, als diplomierte Kinesitherapeutin (eine Kombination aus Physiotherapie, Krankengymnastik und Massage). Nach ihrem Studium hat sie sich für fernöstliche Heilmethoden (chinesische Medizin, Shiatsu) interessiert, während sie in einer Klinik als Kinesitherapeutin auf selbstständiger Basis arbeitete. Wenig später hat sie sich zur Kinesiologin ausbilden lassen und in eigener Praxis dann mehr und mehr mit Kindern, Jugendlichen und Erwachsenen an deren Verhaltensproblemen und stressbedingten Symptomen gearbeitet.

Ausschlaggebend waren für sie die Begegnungen mit Dr. Claude Sabbah (1995 - Die allumfassende Biologie der Lebewesen), mit Dr. Gérard Athias (ab 2001 - Psychogenealogie) und mit Dr. Jean Lerminiaux (ab 2002 - Neurobiologie; psychotherapeutische Ausbildung), die sie in die Welt der Biologie eingeführt haben, in die Welt des Wissens um die wahren und faszinierenden Mechanismen, die in unserem Innersten, in unserem Körper und in unserem Gehirn wirken und unser Verhalten (und auch unsere körperlichen Symptome) steuern.

Seit 2000 gibt Angela Frauenkron-Hoffmann ihr Wissen und ihre Erfahrung im französischen Sprachraum weiter (Belgien, Frankreich, Kanada), hauptsächlich auf dem Gebiet der Arbeit mit Kindern und Jugendlichen, die schulische Blockaden oder Verhaltensstörungen aufweisen. Seit 2002 gibt sie auch im deutschen Sprachraum Seminare. In Frankreich und Deutschland bildet sie Therapeuten aus.

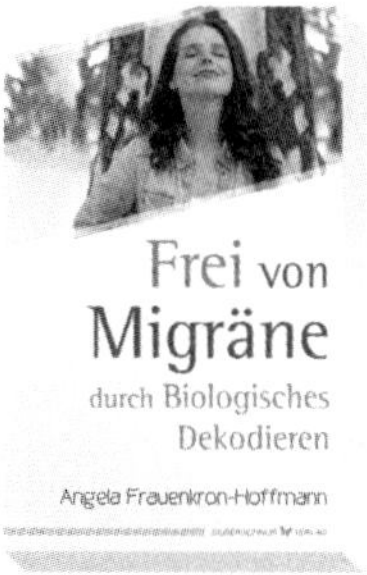

136 Seiten, broschiert
ISBN 978-3-89845-615-9
€ [D] 14,00

Angela Frauenkron-Hoffmann

Frei von Migräne

Durch Biologisches Dekodieren

Mit dieser sehr effektiven Selbsthilfemethode werden Sie endlich migränefrei, indem Sie den persönlichen und familiären Hintergrund, der dieser Erkrankung zugrunde liegt, entschlüsseln, verstehen, fühlen und beheben.
Viele Fallbeispiele veranschaulichen die unterschiedlichen Ursachen der Migräne und helfen Ihnen so, dem Auslöser auf die Spur zu kommen.
Sie werden für immer von Migräne befreit, damit Sie wieder voll am Leben teilnehmen können.

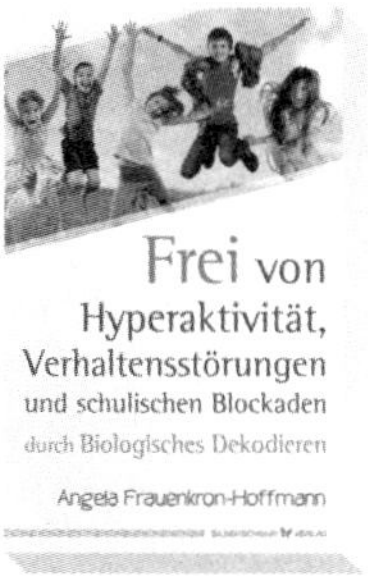

288 Seiten, broschiert
ISBN 978-3-89845-616-6
€ [D] 24,00

Angela Frauenkron-Hoffmann

Frei von Hyperaktivität, Verhaltensstörungen und schulischen Blockaden

Durch Biologisches Dekodieren

Ihr Kind zeigt eine Verhaltensstörung? Hyperaktivität, ADS, Aggressivität, Schulverweigerung, Lernschwierigkeiten, Prüfungsangst, Stottern, Bettnässen ...? Meist ist das ein Ausdruck einer Überlebensstrategie, die das Kind aufgrund seines familiären Hintergrundes entwickeln musste.
Hier lesen Sie, welche biologischen Mechanismen dafür verantwortlich sind, und beginnen, die tieferen Ursachen des Problems Ihres Kindes verstehen.

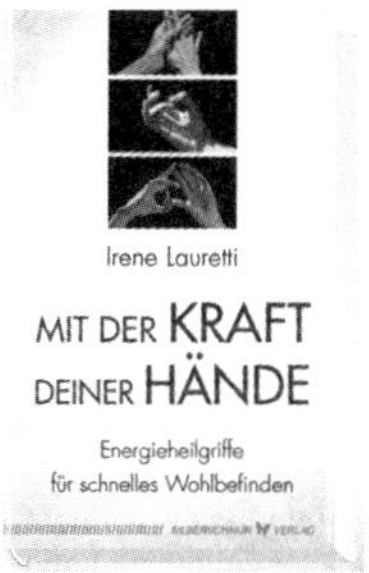

128 Seiten, 4-farbig, wattiert, gebunden
ISBN 978-3-89845-499-5
€ [D] 12,95

Irene Lauretti

Mit der Kraft deiner Hände

Energieheilgriffe für schnelles Wohlbefinden

Egal, wo Sie gerade sind oder wie viel Zeit Sie haben – Sie können jederzeit schnell und effektiv Ihre Gesundheit stärken, Beschwerden lindern und Ihre Energiereserven auffüllen.
Irene Lauretti zeigt Ihnen, wie Sie Ihre Selbstheilungskräfte mobilisieren. Alles, was Sie dafür benötigen, sind Ihre Hände. Durch sanftes Halten der Finger und Berühren bestimmter Energiepunkte am Körper erreichen Sie jeden Bereich Ihres Seins. Die Heilgriffe geben Ihnen in jedem Augenblick genau das, was Ihr Körper und Ihre Seele gerade benötigen!
Erreichen Sie ab sofort einfach und schnell mehr Wohlbefinden, Gesundheit und Vitalität!

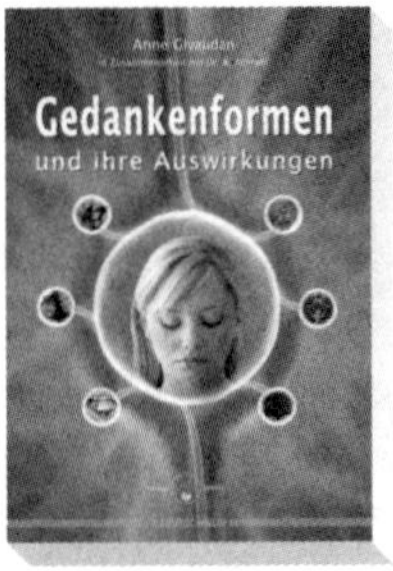

208 Seiten, mit Farbteil,
broschiert
ISBN 978-3-89845-237-3
€ [D] 14,90

Anne Givaudan & Dr. med. Antoine Achram

Gedankenformen und ihre Auswirkungen

Eines der revolutionärsten Bücher zum Thema Gedankenkraft! Die Autorin macht eindringlich klar, wie eine Gedankenform funktioniert, wie sie entsteht und wie sie wirkt, insbesondere aber, wie wir ihren Einfluss auf uns mindern können.
Gedankenformen können uns ersticken oder uns dynamisieren – sie erkennen und sich ihrer Rolle bewusst zu werden, das ist der erste Schritt zu einer wahren »Transformation«; diesen Schritt nun erleichtert dieses Buch mit seinen umfassenden und doch verständlichen Erläuterungen.

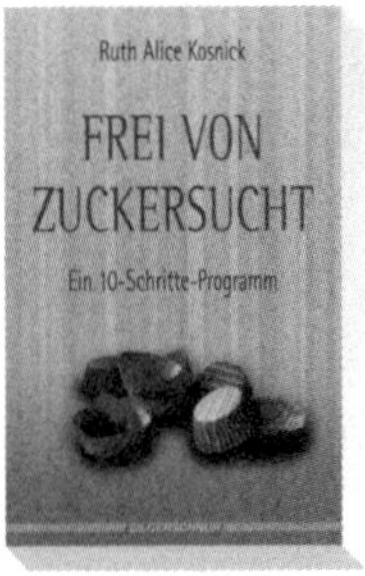

336 Seiten, broschiert
ISBN 978-3-89845-327-1
€ [D] 16,90

Ruth Alice Kosnick

Frei von Zuckersucht

Ein 10-Schritte-Programm

Wie steigt man aus dem Teufelskreis des zwanghaften Essverhaltens aus? Mithilfe des inneren Mentors und durch ein geführtes Programm, bei dem Selbsterfahrung und Bewusstwerdung im Mittelpunkt stehen, hat die Autorin einen Weg der Selbstheilung entwickelt, der essenziell ist für alle, die sich von psychisch-seelischen Abhängigkeiten befreien wollen. Dieser neue Ansatz beleuchtet das Thema Kontrollverlust aus ganzheitlicher Perspektive.

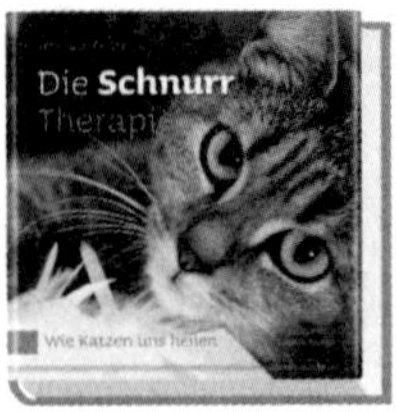

180 Seiten, durchgehend farbig,
inklusive CD, Flexocover
ISBN 978-3-89845-408-7
€ [D] 19,95

Véronique Aïache

Die Schnurr-Therapie

Wie Katzen uns heilen

Das sanfte Schnurren einer Katze verbreitet nicht nur Wohlbehagen und Wärme, es hat auch eine wohltuende Wirkung auf Körper und Seele. Schnurren ist ein Anti-Stress-Faktor, kurbelt das Immunsystem an, gleicht den Blutdruck aus und unterstützt die Psychomotorik.
Entdecken Sie die Geheimnisse dieses natürlichen Heilmittels und die Heilkräfte des Schnurrens. Neben praktischen Übungen, Fallbeispielen und vielen Fotos enthält dieses einmalige Buch eine 30-minütige CD mit Katzenschnurren, damit auch Menschen ohne Katze die wohltuende Wirkung des Schnurrens erleben können.

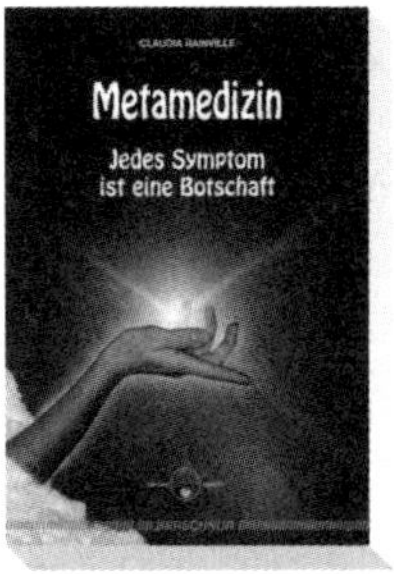

498 Seiten, broschiert
ISBN 978-3-89845-196-3
€ [D] 24,90

Claudia Rainville

Metamedizin

Jedes Symptom ist eine Botschaft

Warum bin ich krank? – Dieser Frage geht die Autorin in diesem umfangreich dokumentierten Buch nach und kommt zu dem einfachen, aber weit reichenden Schluss, dass die Symptome einer Krankheit als Botschaften des Körpers zu verstehen sind. Dank der vielen Fallbeispiele aus ihrer über zwanzigjährigen Forschungs- und Therapiearbeit liest sich dieses Buch wie eine spannende Dokumentation zum Thema Gesundheit.

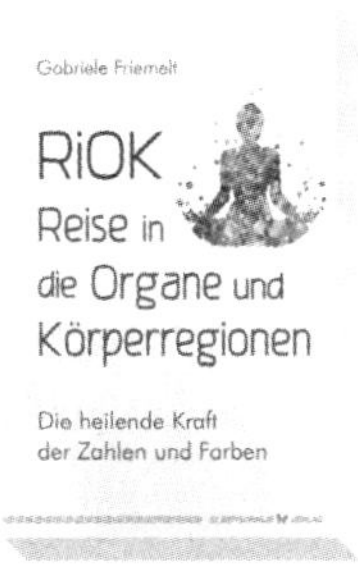

240 Seiten, mit farbigen Karten zum Ausschneiden, broschiert
ISBN 978-3-89845-540-4
€ [D] 18,95

Gabriele Friemelt

RiOK – Reise in die Organe und Körperregionen

Die heilende Kraft der Zahlen und Farben

Vielen Menschen ist die Liebe zu ihrem Körper und das Bewusstsein für den Körper abhandengekommen.
Dieses Buch – mit vielen Übungen und Anregungen und mit geführten »Reisen zum eigenen ICH« – unterstützt Sie darin, einen intensiven Kontakt zu Ihrem Körper aufzunehmen und sich besser kennenzulernen und zu verstehen.
Gabriele Friemelt gibt Ihnen die Möglichkeit und das Handwerkszeug, sich selbst und Ihre Organe in die Heilung zu bringen. Schenken Sie sich daher die Liebe, Zeit und Aufmerksamkeit, die Sie und Ihr Körper brauchen, und werden Sie eins mit Ihrem Körper und mit sich selbst.

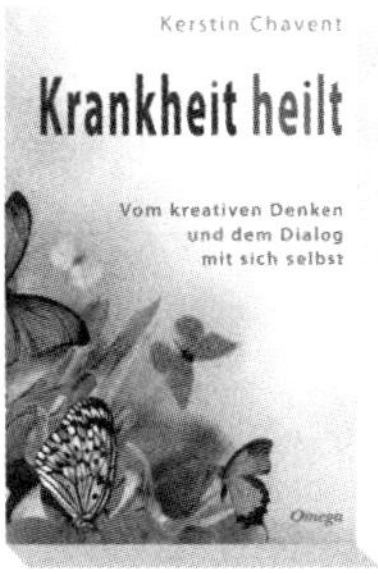

136 Seiten, broschiert
ISBN 978-3-930243-71-6
€ [D] 12,95

Kerstin Chavent

Krankheit heilt

Vom kreativen Denken und dem Dialog mit sich selbst

»Ich denke, also bin ich, was ich denke«, sagte sich Kerstin Chavent, nachdem sie den ersten Schock nach der Diagnose Krebs überwunden hatte. Sie begann, ihre Gesundheit selbst in die Hand zu nehmen, und besann sich auf ihre Selbstheilungkräfte. Hier gibt sie weiter, was ihr geholfen hat: neben Visualisierungen und Meditation vor allem das heilende, aufrichtige Gespräch mit sich selbst. Die Autorin bietet eine Vielzahl von Inspirationen und Übungen und zeigt, wie man mit ganzheitlichem Heilen und Selbstheilungskräften wirklich etwas erreichen kann.

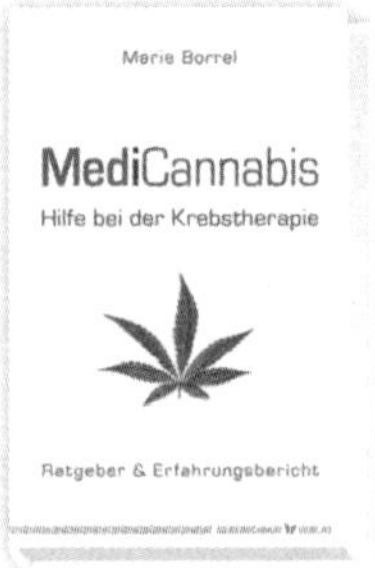

144 Seiten, Flexocover
ISBN 978-3-89845-630-2
€ [D] 16,00

Marie Borrel

MediCannabis

Hilfe bei der Krebstherapie. Ratgeber & Erfahrungsbericht

Marie Borrel hat mithilfe von Cannabis die Chemotherapie bei ihrer Krebserkrankung überstanden. Sie stellt die Pflanze vor und präsentiert Forschungsergebnisse von modernen Studien, welche die therapeutischen Wirkungen beweisen. Ein Überblick über die rechtliche Lage rundet das informative Buch ab – damit jeder Interessierte in der Lage ist, sich die Frage nach dem Sinn der therapeutischen Nutzung von Cannabis selbst zu beantworten ...

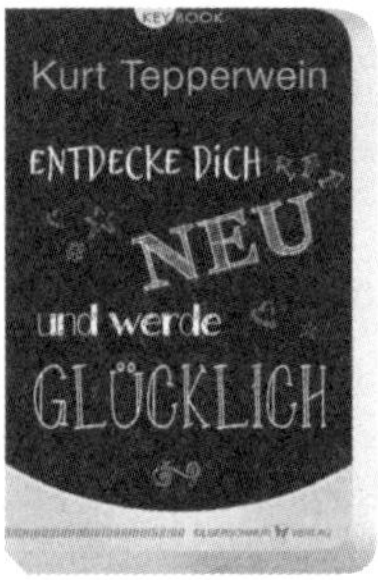

160 Seiten, broschiert, mit abgerundeten Ecken
ISBN 978-3-89845-628-9
€ [D] 11,00

Kurt Tepperwein

Entdecke dich neu und werde glücklich

Was ist Glück? Und wer weiß wirklich, wie man es erlangen kann?
Ratschläge für ein besseres Leben gibt es zur Genüge, doch Bestsellerautor Kurt Tepperwein wagt sich mit Humor und Tiefe an das Thema und zeigt, wie wir dem Leben eine neue Richtung geben und uns regelrecht auf Erfolg programmieren können. In kurzweiligen Übungen lernen Sie, was Sie sich wirklich ersehnen, erhoffen und wünschen. Und was Sie tunlichst unterlassen sollten, um das Glück nicht zu vertreiben.

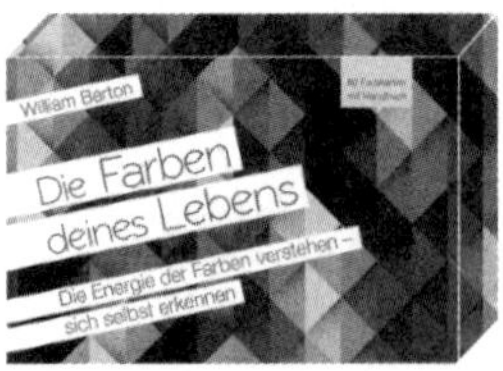

80 Farbkarten mit 112 Seiten Handbuch, in Box
ISBN 978-3-89845-635-7
€ [D] 18,00

William Berton

Die Farben deines Lebens

Die Energie der Farben verstehen – sich selbst erkennen

Mit diesem Farbtest erkennen Sie Ihre Stärken und Schwächen. Denn Rot ist nicht gleich Rot, und Grün ist nicht gleich Grün – daher liegt hier ein besonderes Augenmerk auf den verschiedenen Nuancen der Farben, mit denen jeder individuelle Persönlichkeitstyp besser verstanden werden kann.
Das beiliegende Buch liefert Schritt-für-Schritt-Anleitungen zur effektiven Nutzung der Farbkarten. Daneben erklärt es jede Farbbedeutung für einen schnellen Einstieg und aussagekräftige Ergebnisse.

Weiterführende Informationen zu
Büchern, Autoren und den Aktivitäten
des Silberschnur Verlages erhalten Sie unter:
www.silberschnur.de

Natürlich können Sie uns auch gerne den
Antwort-Coupon aus dem beiliegenden
Lesezeichenflyer zusenden.

Ihr Interesse wird belohnt!